在家練氣功

【暢銷改版】——
中華武術四大派梅花門
流傳千年的居家養生法

陳國璋—著

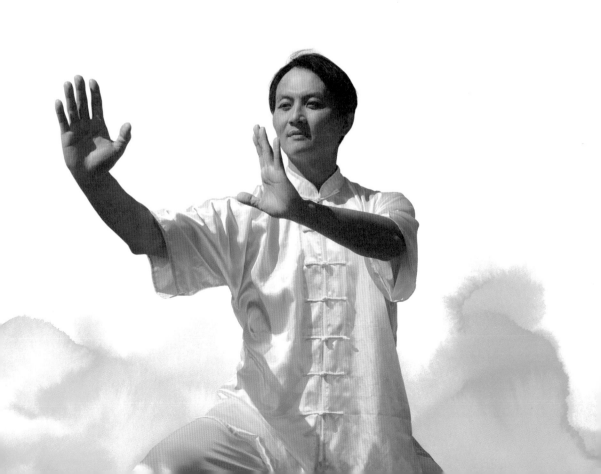

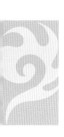

為培養後進而孜孜努力

台北市內湖區南湖國民小學校長　蕭福生

　　陳國璋是本校武術社的指導老師，每一學期在開學的時候就看到有許多孩子要選擇武術社做為課後的學習社團，我觀察到陳老師對孩子非常的有耐性，孩子們也在陳老師的指導下不但有健康的身體，更在團體學習中學到與人相處的道理，而且也因為練習參加比賽，不斷的突破困難，進而培養出自信心，成為有禮貌又健康的武術小達人！

　　陳國璋老師是梅花門第十八代弟子，熱衷於梅花門武學的他，三十二年來未曾中斷修練武學，更率領門生參加國內外各項比賽，獲獎無數，成績輝煌，例如第一次參加第十屆香港國際武術節，就榮獲梅花拳、梅花刀男子雙料冠軍，不但為梅花門爭光，也為國家爭光。在指導孩子方面，孩子們也得到許多榮譽，陳老師並榮獲最佳武術教練獎。此外，陳老師還獲邀到大陸北京電視台接受訪問，可稱之為台灣之光啊！

　　這一本書是陳國璋老師教學 10 年的心得報告，以實練為主，理論為輔，盡量以我們可理解之方式，將梅花門的複雜功法做系統整理。書中並附有照片及示範影片可讓我們依照正確的方式練習，只要花點時間練習一下，就能達到促進健康的目標，著實細心又體貼，符合工作忙碌的現代人所需！

對自己最實惠的投資

醒吾科技大學旅運管理系專任教師 陳瑞峰

民國 92 年，在 SARS 爆發的同一時期，因為長期工作勞累與不斷累積的壓力，終於在台灣各醫院都傳出疫情擴散最高峰之時，身體也藉由不斷的高燒與倦怠向我提出抗議，經醫生診斷是肝膿瘍引發敗血症，隨即住進當時已因 SARS 封院的萬芳醫院……。

經過那次在生死關口走一回，讓我領悟到工作上的成就與累積，根本禁不起一次長時間病痛的打擊。身體的健康與精神上的富足才是追求幸福與財富的前提。因此朋友建議一定要運動或是學武術強身。正巧木新路家附近有間新開的武館，門上張貼了顯目的電話與強身健體的招牌，好奇之下打了電話詢問，而與陳國璋老師結下不解之緣。

在每週二至三次的規律上課之後，我發現幾項變化：首先是身體感覺不怕冷也不怕熱了，其次是每天的睡眠更為深沉，鮮少午睡補充精神，而原本需要口鼻一同呼吸的急促習慣，也變成和緩的腹式呼吸，最教我們喜出望外的是──在練功一載之後，原本結婚六年肚子一直沒有消息的老婆突然間懷孕了！

今日陳老師將他教導我們的一切撰寫成書，真的是在解救忙碌的現代人！藉由陳老師所教的，用最節省的時間與空間逼出一身的汗水與濁氣，交替成清明自在的身體本質，以個人而言，至今為止仍受用無窮。在此向讀者推薦陳老師的書，期待有更多的向武之人為自己的健康與未來生活做一個最實惠的投資──每日只要用少少的 5 分鐘、10 分鐘，照著書中所教的功法按圖索驥做練習，就能體驗到精氣神全都煥然一新的驚奇感受。

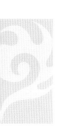

【推薦序・三】

練武可以養生

氣功聯誼會會長　湛若水

　　中華武術博大精深，不論拳術、兵器、內功，都包含了高超的技藝及內涵。但是，中華武術往往富有神祕色彩，外行人難以一窺究竟，且大都只在「私領域」裡面流傳，缺乏大眾化的學術研究、學術共享，也可以說，中華武術有很重的門戶之見。

　　中華武術最珍視「心法」，這些心法往往就是修練武術的關鍵之處。每個門派的心法絕大多數是口授秘傳的，武術門派素有「法不傳六耳」、「傳子不傳媳」的規矩，有些門派甚至嚴禁門徒著書立說，以免本門心法外洩，極盡保護之能事。梅花武術是中華流傳幾千年之深湛武學，但是相當神祕，一直沒有著作傳世。如此一來，經過漫長歲月以及人事變遷的沖刷，一些秘訣便很容易失傳，殊為可惜。

　　陳老師是梅花門第十八代弟子，投身武學至今已有三十二個年頭，因為深覺梅花武術之寶貴，應該加以大力推廣，不但開設武術學苑培養許多武術人才，現在更將其豐富的教學經驗編寫成書。本書的寫作重點在於武術與養生之間的關係，陳老師仔細解析梅花門各種養生功法的練功細節，包括龜鶴調息、排打丹田、五行動功禪、金剛八法等，都是門生必學的養生功課，一方面為梅花武術留下可貴的資料，另一方面也為大眾提供很好的健身方法。

　　練武可以養生，學武者必先鍛鍊身體，有了健康的身體，才有學武的基本條件。讀者雖然不一定學武，但如能依照書中的要領鍛鍊身體，對於追求健康長壽必有極大的裨益。

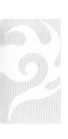

對武術教育無私的貢獻

社團法人玄牝太極健康導引學會理事長　邱翊展

　　武術教育不是從無開始的，它屬於歷史。正是由於每一代人從武術教育的歷史中解讀出時代的價值，賦予其新生命力，才使武術這一中華民族傳統文化綻放出美麗的花朵。

　　武術的意蘊隨著時代的變化而變化，它離不開每一代人的詮釋。因此，每一時代的武術文化既不是單純照搬傳統武術文化成果，也不是純粹與過去「一刀兩斷式」的新生武術文化，而是「藕斷絲連式」——過去與現代交織和糾葛在一起，既有繼承又有創新的武術文化。

　　可見，中國武術之所以具有淵源的歷史，之所以博大精深，正是由於每代人被歷史的武術文化所占有，形成了一定的「先有」，在此基礎上，根據自己的時代需要，解讀出武術的時代價值，而這其中武術教育起到了至關重要的作用。

　　概覽此書，作者對於武術教育研究視角新穎，具有自己獨到的認識和見解，有一定的思想張力，在理論上具有一定的創新和深度。該研究以時間為軸線，從尚武與質文的視角，首次將中國武術教育分為五個時期，即：基本入門——脫胎換骨、保命長生的基本功；練對呼吸與了解氣血運行的經脈；氣功養生功法；內功養生功法；練功的基本態度與禁忌。

　　我拜讀過陳國璋先生此書的大部分書稿，覺得有些超越坊間的「氣功與內功」優點和特點。現在陳國璋先生為我們開了一個好頭，將流傳下來的東西以平面與影音方式推介給大家，讓有志於武學者能夠繼續承傳下去！

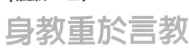

【推薦序‧五】

身教重於言教

中華太極揉腹健康協會創始人暨秘書長　徐永庭

　　我與國璋老師是在一趟香港賽事中有更深的了解與認識，只是兩人強化腹部的修練法不同，但「萬法歸一，殊途同歸」終究是練身心合一的修為。經過多次交流功法，才知道他原來是一位練功迷，練健康、練養生、練心性、練火候、練人品、練修為，可說是練功者中少有的豪傑壯士，義氣非凡。

　　多少人追求飛天鑽地的功夫、延年益壽的本領、金銀財寶的物慾、名利雙收的聲望……等等，真的都不如簡單修練功夫來得真實可貴。國璋老師簡單到讓人覺得可敬可佩，這是一般人都做不到的功夫，也是國璋老師最優勢的特質，也只有他才能將梅花門簡單、無雜質的留傳給下一代，但願有更多年輕人能識真貨，不花稍、不誇大其詞、不道人長短，光是行為道德規範就值得我們來追尋他學習。

　　所謂「孟母三遷」，學習就是要找好人品、好磁場、好風範、好榜樣；所謂「身教重於言教」，若有年輕學子要學養生秘訣，人品是第一關，接近正氣的人品磁場是好生之本，這是宇宙既有存在的正向能量，天地之間是不可泯滅的。從國璋老師身上看到這一股強烈的正能量，讓人油然敬佩，而把這特有的人品優勢傳承給我們的下一代，發揚武德，對未來的社會一定有更棒的造福。因為，「武德」才是學武者該要終身學習追求的功夫，也才是身為炎黃子孫該具有的本錢。

【推薦序‧六】

外練筋骨皮，內練一口氣

國際氣功聯盟理事長　李章智

「有病治病，無病強身」是現代人運動健身的基本目的。事實上，以運動來防治疾病、保健身體是中國人自古以來的醫療方式之一，從典籍裡面就可以發現，在許多古代用來治療疾病的方法中，除了針灸、藥物與按摩外，運動也被列為一種重要的方法。

養生運動不單注重肢體的操作，更注重能量與身體的內在潛能開發。歷來養生運動有許多稱呼，如：命功、靜功、玄功、內功、養生功、吐納、導引、行氣、調息、修道、煉丹、禪定、靜坐……等等，而在 1979 年 7 月 15 日，中國大陸國務院召開「中國氣功匯報會」，則將各家各派修練的功種統稱為──「氣功」。

梅花門是一歷史悠久的武術門派，其將武術與氣功結合練習的方法獨樹一格，在約 20 年前省級教練講習時，見到張武臣大師高深的抗擊氣功，深覺該門武術的特殊性，又本人有幸與幾位梅花門的前輩相處，深深體會除了武藝高強外，他們都有很深厚的德性修養。

國璋兄除了有高深的內功，也有實戰的武術功力，是一位體用兼備的武術名家。為人謙和的他，深得梅花門的武藝與武德，現在以發揚梅花門與薪傳中華武術文化為志業，令人敬佩與羨慕。個人經常認為能跟國璋兄學習武術是一種福氣，這些學生們不僅能學到外功，也能學到內功；能獲得武術的鍛鍊，也能受到武德的薰陶。

很高興國璋兄要出版本著作，內容是國璋兄務實的教學內容與經驗分享，對於初學者或是愛好者而言，是不可多得的一本練功指南。受到國璋兄的邀請，個人非常樂意的寫序來為國璋兄推薦。

認真教，踏實做

中廣主播、超視主播、大愛主播、華視主播 鄭富元

談起了國璋兄，與其說是「惺惺相惜」，倒不如說是「同病相憐」更來得貼切！

國璋兄小時候身體瘦弱，常常莫名其妙發燒、肚子痛，而我有先天性氣喘病，國小沒有一個學期全勤，還常常半夜跑醫院掛急診；國璋兄透過梅花門的武術訓練讓自己變得強壯，而我也是靠著中國武術和氣功脫離病號成為猛男……。

正因為自己也習武，所以讀起國璋兄的書，格外的佩服。所謂「道話說穿不值三兩銀」，國璋兄毫不藏私，把許多武術鍛鍊和內功修練中的秘訣，清楚而明白的告訴大家，讓有心想學而又沒有時間登門拜師的朋友，可以照著書本的說明，日日精進。

有人是說得一手好拳，但是真的要比畫一下的時候卻又找理由推託。國璋兄不只功夫教得好，自己也練得很好，參加各種武術比賽獲獎無數。更令人敬佩的是，他靠著長期的鍛鍊，體能和健康狀況是許多 20 歲出頭的年輕人所不能比擬的。順便透露一個秘密，國璋兄捐血次數已經突破 600 次，這不只說明他是默默行善又樂於付出的好人，更表示他的身體狀況在嚴格的捐血標準把關之下，依然保持在巔峰狀態，這就是長期練梅花門的功夫讓身體優異化的最佳證明。

「入寶山不要空手而返」，各位有幸可以讀到國璋老師的書，請認真的研讀，照著書中的照片和說明，一步一步的練，就可以讓自己的身體一天比一天健康，許自己一個美好的未來！

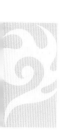

【自序】

因為體弱，所以習武練氣功！

　　為什麼會學氣功？為什麼會想去練武？

　　不論是我所認識的親友，或是曾經聽到、看到的，大部分的人都是因為感覺到身體在抗議了，因此走進中國千百年來傳承下來的練身之道——武術，從練氣開始，慢慢體會到身體的變化，重建消失許久的健康。

　　我也是這大多數人中的一員，因天生的過敏體質，從有記憶以來，就常苦於莫名的發燒和肚子痛，看醫生吃藥也只能一時舒緩，家中長輩見我身體總是狀況連連，都說：「只要能去練武就會好！」我雖不是很了解，卻因此埋下了我想習武的種籽。

　　只不過當時習武強身的風氣還未被廣為推展，家在中南部鄉下的我就更無機會習武。小學畢業後，跟著父母來到台北這個大都會繼續我的學業，卻依舊無緣與「武」相會，一直到進入中國海專，才在學校的社團中發現了與武學有關的「梅花拳社」，當下便想也不想地加入社團，這才正式開始了我與武學的第一次接觸。

　　之後，我開始熱衷於學校社團活動，而且越練越有興趣，在練武過程中，我的體質也慢慢得到改善，小時候那些莫名的發燒、肚子痛漸漸地離我遠去，身體也練得越來越壯，於是我在專三那年正式拜入了梅花門，成為梅花門第十八代「永」字輩弟子，並立志成為一位武術推廣者。

　　離開學校，進入職場，面對工作和生活的種種忙亂與壓力，我依然不忘天天練習。後來在因緣際會下，我轉戰電子業，雖非本科系畢

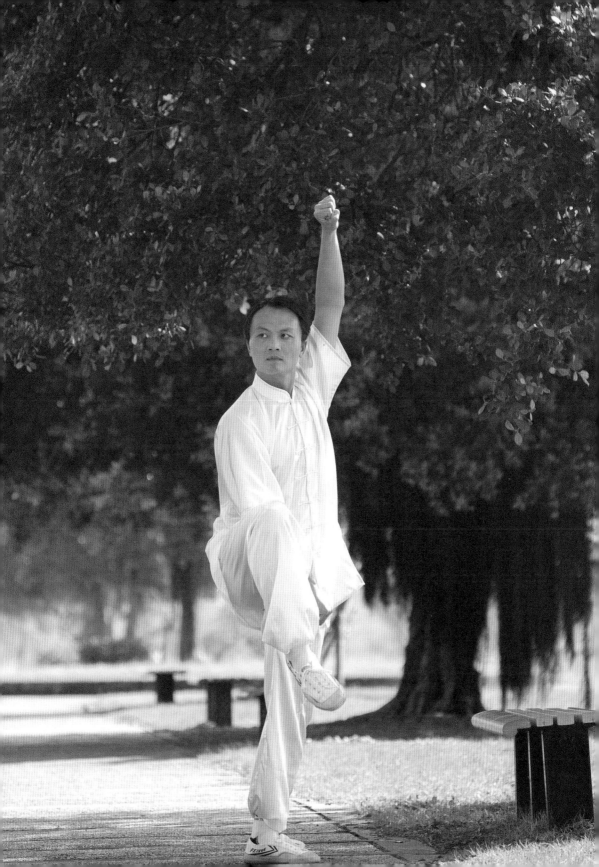

業，多年習武，反而拉近了我和外國客戶之間的距離，因為我們有了資訊專業以外的共同話題——中國武術，而且我能解答他們對東方武術之好奇與不解，自然就很容易讓他們在幾百個東方人中將我牢牢地記住。

後來我又輾轉進入數家電子公司，在最後一家電子公司（詮鼎科技）上班時，上司發現我會內功及武術，便要我在公司的社團活動中，再加開一個養生社團，於是開始了我教學的生涯。

參加這個養生社團的同事跟著我練完功後，每個人都直呼：「好輕鬆喔……」而且，漸漸肩膀都不僵硬了，曾經有位同事因車禍受傷拿拐杖，骨頭碎到復原後也會跛腳，在跟我練一段時間之後，拐杖也不用拿了，40歲的年紀，還練成能翻跟斗，同時體重減了12公斤，他不禁大呼神奇！

雖然在公司教同事練武，有稍稍實踐我想推廣武術的願望，然而能擁有一間屬於自己的武館仍是我最大的夢想，於是在上司的祝福與支持之下，我離開了電子業，設立武館，真正展開我的武術推廣之路，並在台北市南湖國小分別成立學生與教師的養生氣功社團教授武術，不僅讓我教學相長，又讓我心無旁騖，獲獎連連。

或許你會想問，都是些什麼樣的人會想去武館練武？是武俠片看太多，才著迷於武學嗎？

其實並不盡然，大多數會來習武的，大都是因長期的生活與工作雙重壓力，導致長期失眠、不明疼痛、脊椎側彎、肝指數過高、心血管的三高問題等，甚至有些學生是因癌症術後療養而前來學習，當練完三個月後，因為氣通了、筋鬆了、精神元氣足了……自然不適的狀況就獲得極大的改善！

從專一接觸梅花武術開始，至今，也有32年了，我未曾間斷過

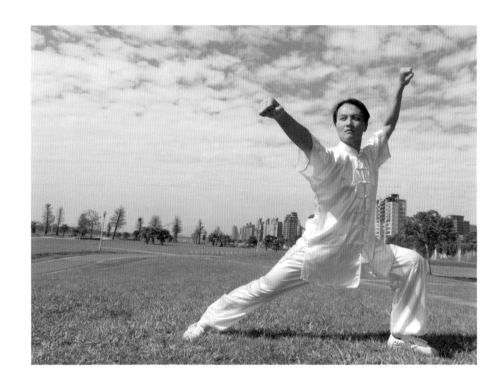

練習，也未曾停止推廣武術的心。教了這麼久的功法，一直沒有過出書的念頭，後來因城邦文化的張雅惠小姐來我武館練功後覺得不錯，十分鼓勵我出書，我才認真思考出書與否？——如果能讓朋友們透過書本就能在家自己練習，不是更能將本門的實練課程推廣出去？

　　於是我開始整理我的教學筆記，從中整理出六大內容，以文字配合照片，詳細介紹梅花門入門的練功內容，讓讀者在家就能自己練習梅花門的入門功法，改善困擾著現代人的各種疼痛與不適！

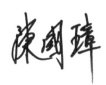

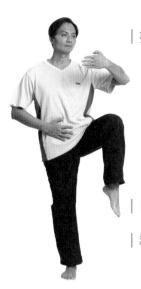

Part 1 基本入門：
脫胎換骨、保命長生的基本功

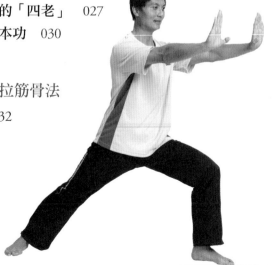

養護身心第 1 堂課：
練對呼吸與了解氣血運行的經脈

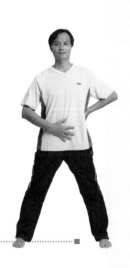

【丹田呼吸的動作示範】

養護身心第 2 堂課：
氣功養生功法

【氣功養生功法動作示範】

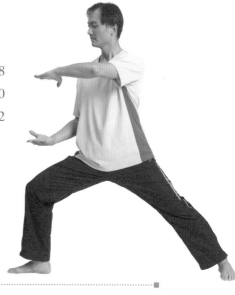

養護身心第 3 堂課：
內功養生功法

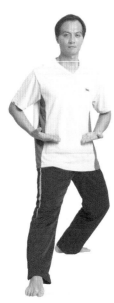

養護身心第 4 堂課：
緩解日常生活中各種突發的不適症

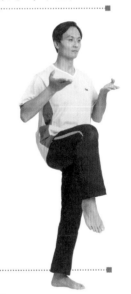

養護身心第 5 堂課：
練功的基本態度與禁忌

如何在家練氣功？

這一本書是我教學 10 年的實務心得，將梅花門複雜的功法做系統整理之後，於其中精選出一套適合新手在家操練的養生功法，希望讓讀者對梅花門的氣功與內功有所認識。

→ 循序漸進三階段，安心在家練氣功

本書計分三個階段，以循序漸進的方式介紹——「柔軟暖身動作」、「氣功的入門練習」及「內功的初階修練」。希望透過本書的文字解說及詳盡的動作分解圖，讓對習武練氣功有興趣的朋友真的能跟著本書來練習。

首先是「柔軟暖身動作」——主要是將朋友們緊繃已久的身體先適度的柔軟放鬆。

再慢慢進入「氣功的入門練習」——讓初學的朋友能在練習之中，體會氣功的神奇之處。

最後進入「內功的初階修練」——當體內臟腑強化之後，外在的筋骨也應一起增加強度才能真正達到強身、養生之效。

→ 每天最佳的練習時間

我所歸納整理出來的在家練氣功三個階段，每個階段的練習都有其功能所在，如果有時間，建議您可以花個 40 分鐘將整套的功法好

好練習一遍。如果真的很難騰出時間，也可以依據您的需求，挑其中一兩項做個 10 分鐘練習來聚氣養神一番。

→ 練習氣功的地方要通風良好

在家自己練習氣功需要多大的場地？其實只要有一塊瑜伽墊大小的地方就夠了，而且場地要通風良好，不要在密閉的空間練習，才能讓身體透過練習氣功、內功，得到最佳的空氣與能量，也才能達到調養身體的最佳效果。若在密閉空間裡，空氣不流通，所吐納的氣息都以廢氣居多，自然就達不到應有的效果，有時還可能練出不適的狀況。

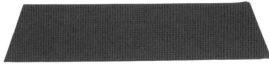

▲ 只要有一塊瑜伽墊大小的地方就可以在家練氣功！

→ 練習氣功的服裝不要太緊身

在服裝方面，不要太緊身，且排汗要佳。不要以為氣功的動作那麼柔緩，應該不會流多少汗水，只要正確的以氣功來鍛鍊身體，身體的各項機能會活絡起來，也會產生大量的熱能而流汗，因此不要穿太緊身且透氣不佳的衣服來練習，宜以寬鬆、透氣、排汗佳的服裝為優選，像是機能服、運動衫

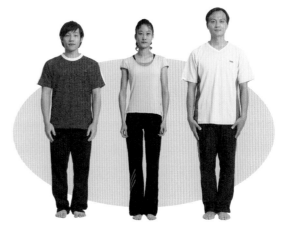

▲ 練功時，宜以寬鬆、透氣、排汗佳的服裝為優選，像是機能服、運動衫或是功夫裝皆適合於練功時穿著。

或是功夫裝皆可。

在本書中由於顧及到示範動作的清楚明白，並考慮到讀者朋友家中既有或容易購得，因此，所有的動作均穿著運動 T 恤來示範。

→ 隨時保持身體的乾爽與補充水分

在練習氣功時，身體會產生能量而流汗，全身的毛細孔也會張開，所以在練習之前應先準備乾淨的毛巾，隨時將身體所排出的汗水擦乾，才不會因一時的不慎而受寒。

此外，也要記得隨時補充水分。因汗水的流出，體內的水分也會不足，所以在練習時只要覺得口渴就應暫時停下來喝口水，補充身體流失的水分，才會有益於身體的代謝，而且要切記——飲水一定要溫熱，水的溫度要到稍稍有些燙口才是最佳的。

→ 生活中臨時遇到不適的舒緩之道

生活中難免會有突發的生理不適，像是低頭族、電腦族、失眠族、長時間工作一族……常會有頭痛、肩頸僵硬……等不舒服的狀況，如何能改善不適或一時舒緩？

在本書中，我以穴道按摩與各種不適狀況所相對應的氣功與內功來介紹——若您一時無法操練氣功，可以

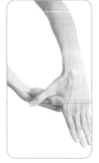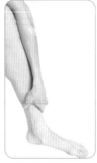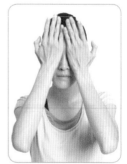

▲ 生活上難免會有些突發的生理不適，適時地做些氣功、內功或是穴道指壓，可稍稍改善不適感。

藉由穴道按摩來舒緩；若您所在之處適合操練氣功，則可立即練習來改善身體上的不適。

→ 系統整理並解答第一次練習氣功會有的疑思

我也是由一個門外漢進入武術世界學習，到今日專職教武，對於第一次接觸氣功的朋友們所可能想要了解的問題與疑思，幾乎是我每日必答的課業，因此，我特別將多年來學生所提問的問題做了一番整理，在示範解說中適時提點，相信定能一解您在練習氣功時所產生的疑思。

→ 影片示範書中招式，彷如老師就在你身邊！

本書所介紹功法動作示範，皆附有 QR Code，只要輕鬆掃描一下，就能讓您在圖文的靜態解說之外，還有動態的實際操練可看，更能確保在家練習氣功、內功之正確，彷如老師就在您眼前在帶著做練習。

本書以實練為主，理論為輔，並盡量以現今讀者能理解之方式，在家自習也能達到人體最自然的境界——氣通、筋鬆且神元氣足，只要您花點時間，就能調養久已失衡的身心。

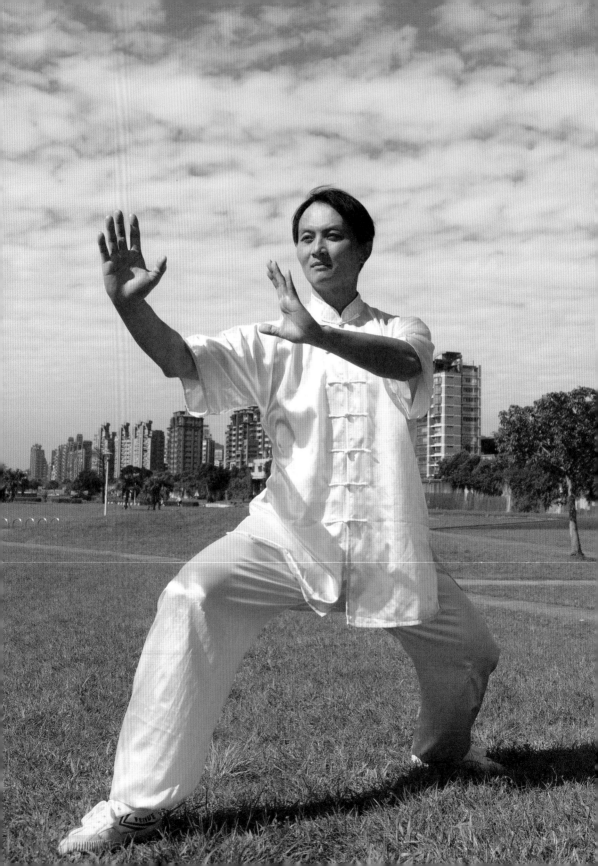

Part 1 基本入門

脫胎換骨、保命長生的基本功

現代人的生命比起以前的人長太多，但是身體健康的品質卻沒有隨之提升。

因著生活習慣、工作壓力、學業壓力、家庭壓力，乃至情感問題……等的交互作用下，現代人經常得承受各種莫名的疼痛，像是失眠、憂鬱所伴隨而來的不明疼痛，又或是長時間坐著使用電腦，致使手腕受到傷害，甚至有了脊椎側彎的毛病……就算是求醫問診，似乎也只能一時有所紓解，過一段時間之後，這些惱人的疼痛依舊來糾纏，久而久之，會不自覺地過度依賴藥物，或是衍生更嚴重的病症。

其實這些疼痛可以透過更簡單的方式來改善，所以有人透過瑜伽、有氧運動等方式來讓身體動起來，活絡停滯許久的身心機能。在尋找能養生健身的活動中，有不少人開始求助於流傳千年的中華武術，並且得到良效。

武術可以養生、強身

武術可以養生、強身？——這是無庸置疑的。

在習武的過程中，老師父不但教我功法更教我醫理，他老人家常對我們說：「自古有名的武術家，本身就是厲害的醫生。因為在習武之前都必須強化自身，所以傳統武術的師父，除了功夫深厚之外，醫道也相當強。」

由於練功難免會受傷，所以練武之人都會研究醫藥推拿等，為自己治療。而在過去的農業社會裡，資源有限，再加上交通不便，識字人口不多，所以很難有醫生，在當時「醫」的領域就大多由武術家補上了。

而且武術家在練氣、練功的同時，也要研究人體穴位及經絡的運行，慢慢延伸下來，形成一套學問，後來就變成了融合傳統中醫的武家醫術。因此，各門各派都有一套獨到的武術及醫術，巧妙雖不同，但殊途同歸。這也正是歷代武術家若不以武維生，通常也會靠醫術維生。例如：寶芝林黃麒英、黃飛鴻父子及本門派的一些老師，剛自大陸來台時，都是靠一些針灸及推拿維生。

　　近年來，社會發達、醫學分工細膩和專業證照制度施行後，武術家兼好醫師已較難再見，然而不管是中華武術或現代運動，均強調著三大養生要點——武術是外功、內功（呼吸）、藥餌（食補、藥補、推拿等）等，缺一不可；而現代運動則是肢體動作、靜態伸展（調呼吸）、食物等。尤其是結合了中國醫學的武術，對慢性傷害及痠痛的舒緩，特別有效。

氣的運行與人的成長階段

　　人的健康，與氣的運行有著莫大關係，隨著人的成長，受到內外在因素的影響，氣的運行也有所不同，並且跟人體的三焦有關。

　　「三焦」——為「上焦」、「中焦」、「下焦」。在中國醫學裡，三焦是臟象學說中的特有名稱，為六腑之一，遍布在人體胸腔及腹腔，是血氣、津液運行至五臟六腑的途徑，可以用來調整及輔助臟腑的機能。

　　上焦：位於橫膈膜以上的部分，包括心、肺，是 40 歲以上人在走的氣。

　　中焦：位於橫膈膜以下、肚臍以上的位置，包括脾、胃，是

16 ～ 40 歲的人氣在走的部位。

　　下焦：位於肚臍以下，包括肝、腎、小腸、大腸及膀胱，是 16 歲以下的青少年及孩童氣在走的部位。

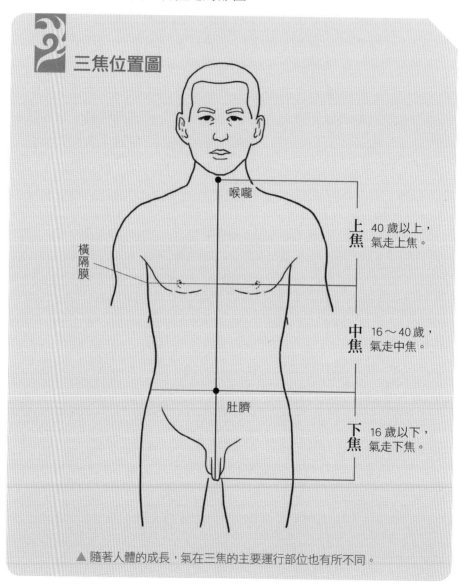

三焦位置圖

喉嚨

橫隔膜

上焦　40 歲以上，氣走上焦。

中焦　16 ～ 40 歲，氣走中焦。

肚臍

下焦　16 歲以下，氣走下焦。

▲ 隨著人體的成長，氣在三焦的主要運行部位也有所不同。

如果細心留意，16 歲以下的小孩只要沒有先天性疾病，身體是充滿能量的，精力旺盛，怎麼玩都不會累，不過較無肌耐力。看他們睡覺時，是肚子在起伏，以丹田呼吸，這也是比較偏向先天之氣。到了 16 ～ 40 歲之間，開始長肌肉、身體變壯碩，氣也上浮到中焦，這時力氣變大，但耐力開始變差。

　　40 歲以上，氣往上浮後，開始走上焦，逐漸上氣接不到下氣，人會開始覺得變老。由於男性氣走左邊，男左（氣）女右（血）。此時男性若有心血管疾病，當壓力一來，氣往心臟壓，容易導致猝死。這也是為何我們比較少聽到女生因壓力猝死的原因。

　　因之養生所要練的氣功，就是要把氣練回丹田，回到 16 歲以前的能量，就能延緩人身的老化，脫胎換骨、保命長生。

運用「四洗」消退現代人的「四老」
——梅花門的養生法則

　　「生、老、病、死」為人生四苦，其中「生」與「死」乃天命也，而「老」與「病」則給人類帶來最大的痛苦。

　　一個人即使有再高的地位、再大的事業，也難以抵擋「老」與「病」的侵襲。不過現代社會大家因為忙碌，都是等到疾病來襲或住院時，才真正體會到「健康無價」的意涵。

　　抑或是常聽到大家說：「沒時間，所以無法運動養生……」

　　但人何時最有時間？——答案是：住院的時候最有時間了！但此時你唯一能夠做的事，就只是躺在病床上，哪裡都不能去，什麼都不能做。

氣老（由下往上老）

氣輕清而上浮。在前面「氣的運行與人的成長階段」中提到了——隨著年齡增加，氣由下往上佚失，16歲都在下焦，慢慢越浮越高。

當我們尚在孩提時，呼吸在丹田，睡覺不打呼，全身熱呼呼；老年人呼吸在胸肺，睡覺頻打呼，手腳間凍如冰；而將逝之人呼吸在喉頭，待一口氣接不上，就離開人世間！

血老（由上往下老）

血重濁而沉降。隨著年齡的增加，血液濃度日增，血壓越來越高，血色由鮮紅漸漸轉為紫黑，新陳代謝越來越差，沉澱、瘀結的血液一旦阻塞不通，性命堪慮！

年紀越大，內臟代謝越不好，因此年紀大之人都會散發出一種「老人味」，便是由內臟發出來的。

細胞老（由肚皮老起）

肚乃「肉」之「土」也，為五臟六腑、筋骨皮肉的原生之地。小孩肚腹有彈性又溫暖，能提供充分營養因應身體生長所需；而老人肚腹既鬆弛又冰冷，有如老豬之肚皮，鬆如海綿，亦如空心老蘿蔔，不能提供細胞營養，則身體衰老矣。所以人的皺紋會從肚子先長起！

筋骨老（由後腰老起）

腰骨神經統理著人體上下之聯繫，腰骨健康，則四肢靈活便捷；筋骨老化必先彎腰駝背，四肢跟著失靈。老態龍鍾必從腰開始老，又容易閃到；腰老化之後，膝蓋跟著老化，越來越不敢動，漸漸變成退化性關節炎。越不動身體越差，大家可以觀察一下，腳不好的人，身體都不會好到哪裡去，所以醫者有云：「腿是人的第二心臟。」道理便是如此！

梅花門的練功養生法則，是運用「四洗」來消除人身的「四老」，對抗身體的衰敗。

四洗之所以有效，道理如下：

一、「氣洗血」

人體的血管分為動脈與靜脈，動脈將顏色鮮紅、充滿氧氣與養分的血液送到身體各部位，再將身體各部位的廢棄物質透過靜脈回到心臟，經過心臟強力作動後，再次將充滿氧氣與養分的鮮紅血液注入動脈，維持人體的運轉。

也曾有能量醫學實驗，在人體靜脈抽出的紫黑色血液中，注入一劑氧氣進去，略加搖晃，血色便轉為鮮紅。由此可知，證明氣有洗血的功效。

二、「血洗五臟」

氣洗過的鮮血循環到五臟，為五臟帶入營養，並帶出沉澱物，促進新陳代謝，則血管、心臟與五臟俱淨！

三、「汗洗筋骨皮肉」

血液交換氧氣頻繁，能量、熱量加大，毛孔隨之大開，汗水沖出污物（毒質及死去的細胞），加速新細胞生長，所以筋骨皮肉俱淨！

四、「湯水洗六腑」

湯水就是大量溫開水，但溫度要略熱，約70℃以上，會稍稍燙口，所以要慢慢吹、慢慢嚥，慢嚥的過程中會有提陰竅的功用，再運用丹田呼吸，加速腸胃的蠕動與吸收，推陳納新，則六腑俱淨！

因此，若能以「四洗」除「四老」，可袪病延年，長期鍛鍊則健康長壽不遠！

脫胎換骨、保命長生的基本功

在了解人體與氣的關係，以及四洗與四老的養生脈絡之後，就要正式進入在家練氣功基本入門──梅花門的基本拉筋骨法。

和所有運動及練功一樣，梅花門的氣功在操練之前也需要熱身拉筋，如果不先做好熱身拉筋，所有的運動不但練不好，甚至容易受傷。尤其本門功法，如不先熱身拉筋，氣無法下到丹田，更無法貫通經脈。強行練氣功及內功心法，僅能達到事倍功半的效果，而且更容易有上火之問題，因為氣無法通奇經八脈及十二經脈，反而容易積在重要穴位，造成口乾舌燥，欲速則不達。

而且肝屬筋、腎屬骨，有的人天生筋骨僵硬，或是年紀大了筋縮骨硬，透過此基本拉筋骨法，對初學者比較不會有障礙及受傷外，也可達到正骨鬆筋的基本效果，讓初學者不會有那麼大的壓力，也比較不會產生排斥的問題。這也是我在編排功法時考慮到的因素，讓大家由簡入繁，一步一步循序漸進，才能正確且有效的達到練功目的。

熱身過程用一般正常呼吸就好，主要著重於外在肢體鍛鍊，不用刻意追求丹田呼吸，畢竟對初接觸氣功的朋友而言，本身還未達到隨時會丹田呼吸，容易顧此失彼，所以先用一般呼吸即可。

柔軟鬆筋骨功
基本拉筋骨法

這套「基本拉筋骨法」從「起式」到「收式」計有 7 組簡單的動作，主要是放鬆柔軟緊繃的肌肉與筋骨，同時讓心神從慣性緊張不安中，慢慢沉靜安定。因此在動作時，一開始不必刻意用丹田呼吸（腹式呼吸）來操練，以一般正常呼吸操練即可。

動作時，以自己做得到的程度去做，操練一段時間後，就會發現身體越來越柔軟，以前彎不下去的動作都能做得到！

柔軟起式
鬆靜站立

安心寧神,全身放鬆。

基本拉筋骨法的「起式」,是所有動作的基本,雖然只是一個簡單的動作,但必須確實做到每個重點,達到安心寧神、全身放鬆的效果,才能繼續進行接下來的氣功操練!

鬆靜站立

兩腳平站、腳掌平行、腳掌內緣與肩外緣同寬或略寬,重心落於兩腳中間,手指併攏,微微翹起,雙目垂簾,留一線向前平視,利於放鬆入靜。口微閉、舌頂上顎,名叫「搭鵲橋」,不用力,引天河水下潤全身。

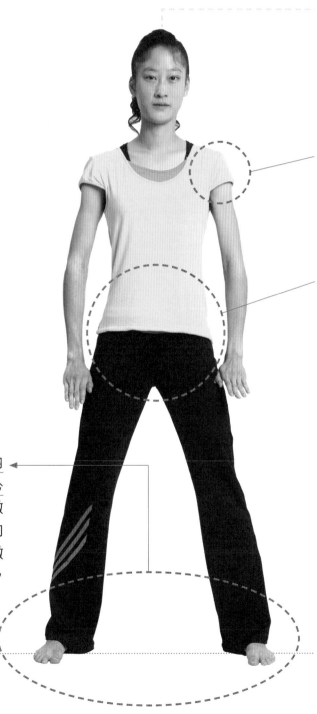

▶ **懸頂弛頂**
　使頭頂與天地呈垂
　直狀態。

▶ **垂肩墜肘**
　腕、肘、肩都放鬆，
　利於血氣運行。

▶ **收小腹、提會陰**
　不用笨力，微收小
　腹，使用氣通達四
　肢，真氣充實微循
　環。

▶ **鬆腰鬆胯**
　鬆腰便於氣沉丹田。

▶ **含胸擴背**
　前不過領，後不駝背。

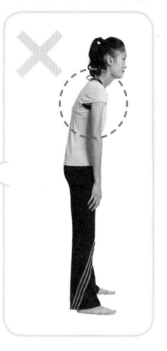

▶ **心神安靜**
　大腦入靜，全身放
　鬆，使氣血暢通。
　（如此靜守3分鐘）

轉頭軟頂式

舒緩頭部與頸部的緊繃和僵硬。

這是屬於頭頸部的柔軟動作，看似簡單，卻也不可大意，因為頸部有中樞神經，稍一不慎就會傷到神經，尤其有心血管疾病者或是頸部較為僵硬的朋友，更要特別留意頸部的動作。在做這個動作時，請務必循序漸進，先由前後左右的擺頭方式開始柔軟頸部的筋骨，再慢慢進階到左右轉頭的動作。

養生原理

大腦通出10條主神經，小腦通出12條主神經及中腦髓通往全身，均以頸為隘口，成為主要通道，頸的氣血流通與否，關係全身臟腑筋脈至鉅。

有效調整

頭痛、失眠、多夢、頭暈。

▶ 初學者

1

柔軟起式．
鬆靜站立。

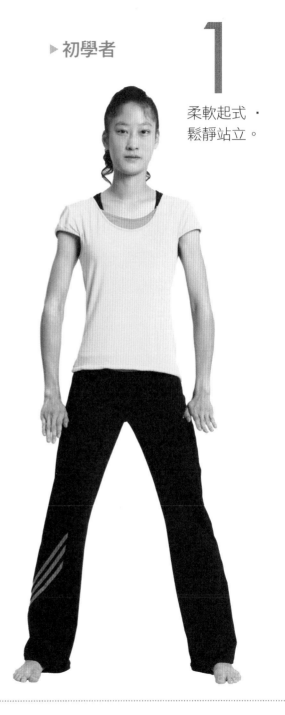

2

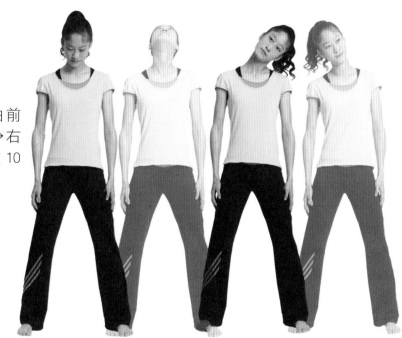

頭部依序由前
→後→左→右
擺動，約做 10
次即可。

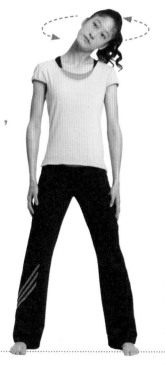

▶ **練習一段時間後，
頭頸已較柔軟者**

❶ 柔軟起式 · 鬆靜
　站立。

❷ 身體保持不動，
　頭頸先由左至右
　慢慢地轉 10 圈。

❸ 接著再由右至左
　轉 10 圈。

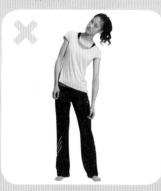

垂手轉肩式

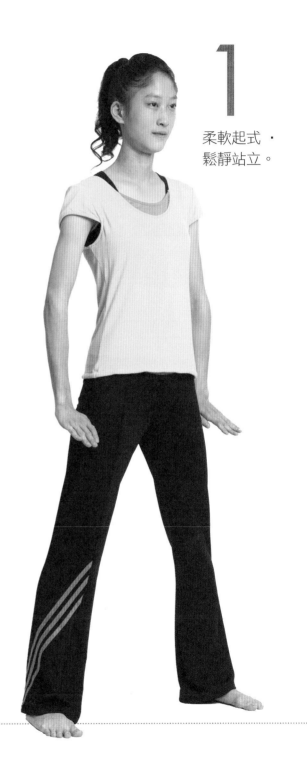

雙手一前一後旋轉能有效放鬆肩膀的僵硬。

現代人常常會肩膀僵硬、痠痛，慢慢練習這個垂手轉肩式，不舒服的感覺會有所改善。同時也會活動到胸筋、肩背骨節神經及腋窩神經叢，心、肺、肝、脾等功能均有強化之效。

養生原理

胸筋、肩背骨節神經及腋窩神經叢均會活動到。

有效調整

增加胸腔、肺、心、肝、脾機能代謝，並可改善支氣管不適、心臟無力。

1

柔軟起式．
鬆靜站立。

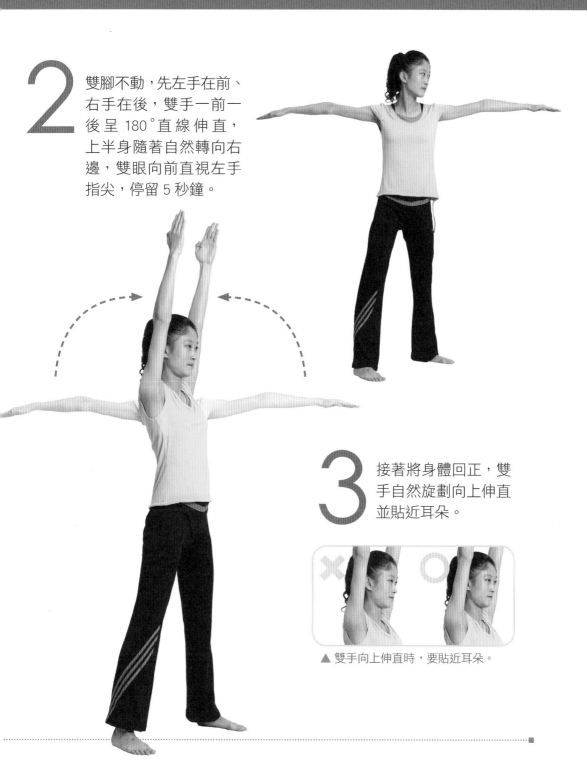

2 雙腳不動，先左手在前、右手在後，雙手一前一後呈 180°直線伸直，上半身隨著自然轉向右邊，雙眼向前直視左手指尖，停留 5 秒鐘。

3 接著將身體回正，雙手自然旋劃向上伸直並貼近耳朵。

✕　○

▲ 雙手向上伸直時，要貼近耳朵。

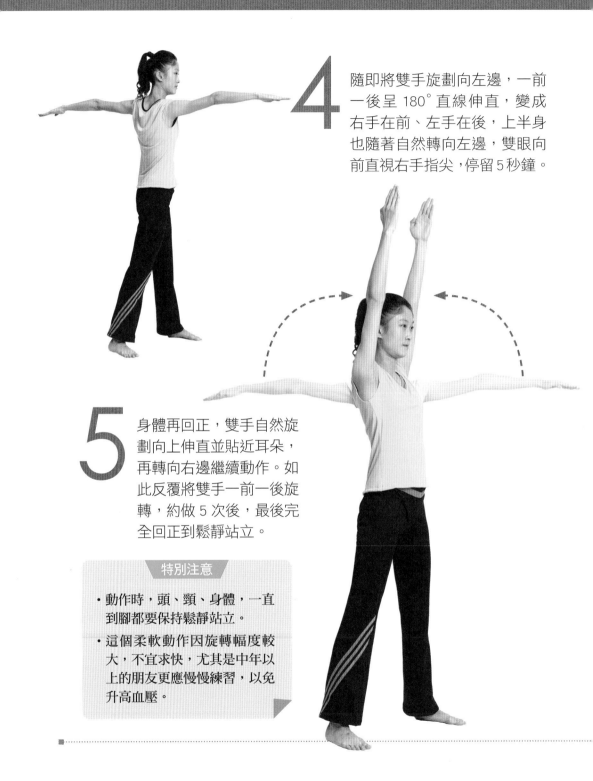

4 隨即將雙手旋劃向左邊，一前一後呈 180°直線伸直，變成右手在前、左手在後，上半身也隨著自然轉向左邊，雙眼向前直視右手指尖，停留5秒鐘。

5 身體再回正，雙手自然旋劃向上伸直並貼近耳朵，再轉向右邊繼續動作。如此反覆將雙手一前一後旋轉，約做 5 次後，最後完全回正到鬆靜站立。

特別注意

· 動作時，頭、頸、身體，一直到腳都要保持鬆靜站立。
· 這個柔軟動作因旋轉幅度較大，不宜求快，尤其是中年以上的朋友更應慢慢練習，以免升高血壓。

挾肘旋腕式

柔軟手腕的肌腱與筋絡。

對於久坐的電腦族來說，因長期將雙手固定在鍵盤上，手腕、手臂、肩頸難免會痠痛僵硬，做做這個手部的柔軟拉筋，依自己的能力慢慢動作，你會發現雙手靈活了，疼痛也減輕許多！

養生原理

腕為手筋的樞紐，且為手三陰、手三陽脈必經關卡，有「十指通心、心迫於腦」之說，活動手腕及手指不但能強化心電、腦波的指揮運作，同時能柔筋洩肝。

有效調整

因長時間打電腦而起的肌腱炎、貧血、甲狀腺機能失調、風濕性關節痠痛、心臟無力、神經衰弱及四肢末端肥大症。

1 柔軟起式，鬆靜站立。

2 左手向前伸直，左手五指指尖也聚攏伸直，不可彎曲。右手繞過左手手臂搭在左肩上，左手掌向下伸直且掌心要向外。

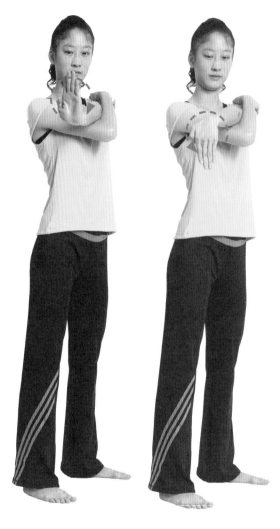

3 接著以左手腕為圓心基點，將左手掌以順時針方向向內轉 10 圈，接著再以逆時針方向向外轉 10 圈。

4 雙手放開，回復鬆靜站立後，換成右手向前伸直，右手五指指尖也聚攏伸直，不可彎曲。左手繞過右手手臂搭在右肩上，右手掌向下伸直且掌心要向外。

5

接著以右手腕為圓心基點，將右手掌以逆時針方向向內轉 10 圈，接著再以順時針方向向外轉 10 圈後，雙手放開，回復鬆靜站立。

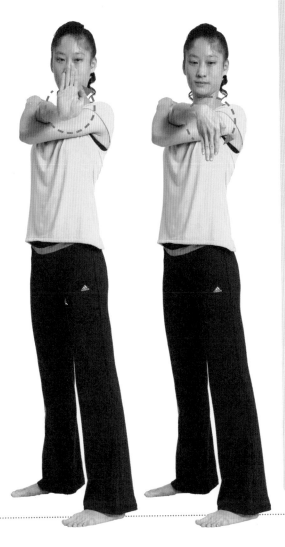

特別注意

・搭肩的手應向伸直的肘部盡量勾近，肘筋才能獲得伸展。手臂筋骨較僵硬時，以能搭到的程度為準，不一定非搭到肩上不可。

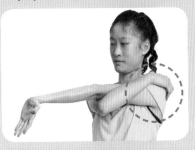

・伸直的手掌在動作時不可彎曲，才能讓緊繃的手部肌肉與筋骨得到舒展。

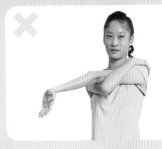

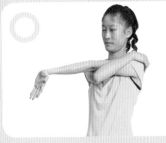

托臀
轉腰式

舒緩腰背緊張。

利用腰部的力量，以畫圈的方式慢慢轉動臀部，能舒緩腰背的緊張，改善痠痛現象，同時可修飾腰部、背部及臀部線條。

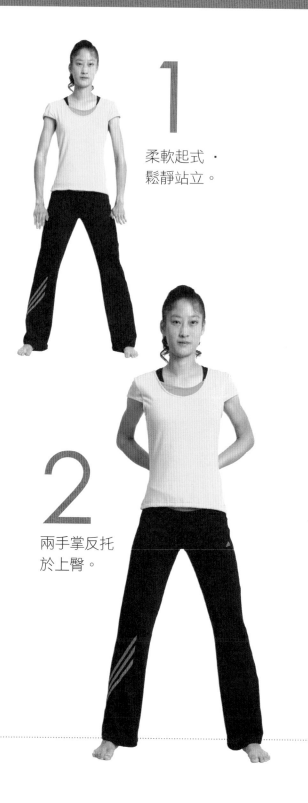

1

柔軟起式．
鬆靜站立。

2

兩手掌反托
於上臀。

[養生原理]

此式可活動到胸椎及腰椎。胸椎統理著人體的氣管、肺、心、手，以及胃、肝、目、耳、副腎、橫膈膜、腎、膀胱、子宮等神經節；腰椎則統理著大腸、膀胱、盲腸、胃、肝、生殖機能、膝足、前列腺等神經節。

[有效調整]

五臟六腑的機能、閃腰、腰背痛。

3

轉動腰部，先由
左至右轉10圈。

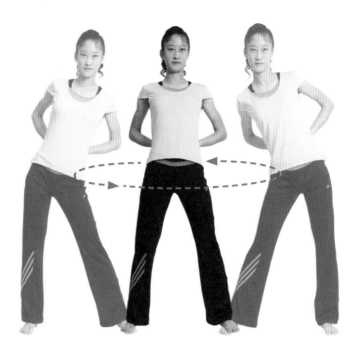

4

再由右至左轉10
圈。

特別注意

• 動作時，膝蓋不可
彎曲，手掌要貼緊
上臀，利用腰部的
力量來旋腰轉臀。

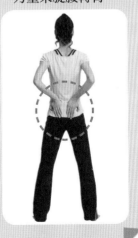

覆掌扭膝式

鬆軟膝蓋，活絡腿部筋脈。

過度搬重物、因年長而退化，讓人吃足膝蓋疼痛之苦，平時若能經常適度活動膝蓋，就能有效預防膝蓋受傷害。動作時，不要求快，慢慢做，才能讓膝蓋充分放鬆。

1 兩腳併攏。雙手置於膝蓋上，膝微彎曲。

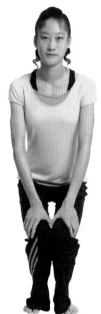

2 先由左至右轉10圈。

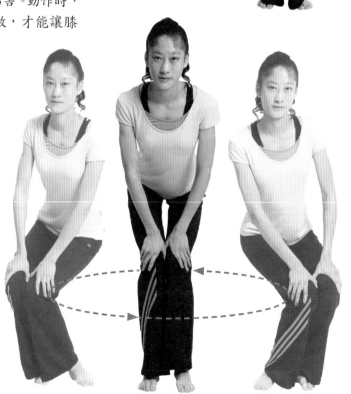

腿膝乃足三陰、足三陽脈的樞紐，通五臟六腑，因此醫者有云：「腿膝乃人的根，為人的第二心臟。」人老足先衰，若想身強體壯，必先練足。

能活絡消化系統、性機能系統、婦女下焦虛冷、末梢血行不良、腿膝無力……等，活絡腿膝等於全身四肢百骸都得到充分的活動，若能持續有恆的修練，必能成為強壯五臟六腑及全身精力旺的基礎。

3

再由右至左轉
10 圈。

4

完成後，回復
鬆靜站立。

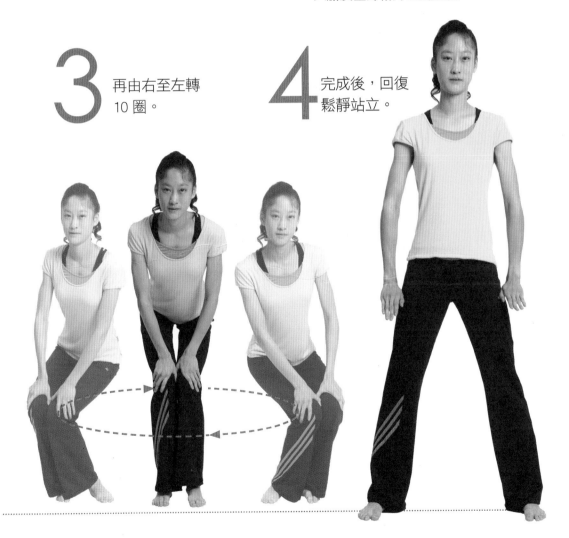

柔軟收式

安心寧神，全身放鬆。

練習完前面的柔軟鬆筋骨功，
全身的肌肉與筋骨都開始活動
起來，在繼續接下來的內功與
氣功的練習之前，還是要先做
一下收式，讓身心都有個休憩
點，再開始更深層的練習。

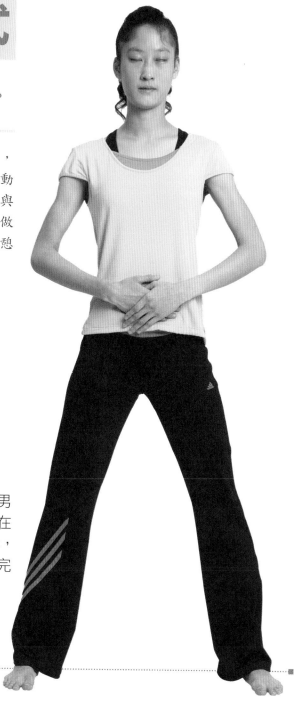

鬆靜站立，兩手虎口交叉（男
生右手在上、女生左手在
上），貼在肚臍，身體放鬆，
兩眼垂簾，靜心 1 分鐘即完
成收式。

是否可以只做某一招柔軟鬆筋骨功？

....

上述的動作，常有朋友問我：「如果我有其他毛病比較嚴重的話，可不可以只單做某一招？例如我有貧血，是不是可以只單做『挾肘旋腕式』？」

其實，我並不建議單做某一招式，這畢竟只是柔軟暖身動作，主要是為接下來的氣功與內功的練習做準備，所以在每個動作後面的效用，我都只是註明「有效調整」而已，只能一時的放鬆與舒緩，對身體上有嚴重病痛的朋友並無法達到很好的效果——因為強度不夠！

舉個例子來說：

假設我要參加 42 公里馬拉松比賽，如果我不練跑，但我每天走 50 公里，是否也可以達到練習效果？—— 答案是否定的。

因為跑步與走路所運動到的肌群不同，所需的肺活量也不同，就算我每天走 100 公里，到了比賽那天，不但我跑不完 42 公里，腳底也會起水泡，甚至連腳踝、膝蓋都會受傷。

所以說強度不夠的動作僅能調整而已，並不能達到所想要的效能，如果想要更好，一定要循環漸進練到後面的功法，才會有良好的效果。

不過若是針對身體上有某種不適，可以在做某一功法時多練習幾遍，例如肩膀僵硬痠痛，則可以在做「垂手轉肩式」時多做幾回，舒緩效果會更好一些。

又或是在工作的場所或求學的地方，受限於場地而無法練習一整套功法，可以做某一功法加上穴道按摩來暫時緩解，但不建議長期只單做某一功法。

（本書 Part 5 針對生活上常見的不適，我有介紹可以暫時紓解之道。）

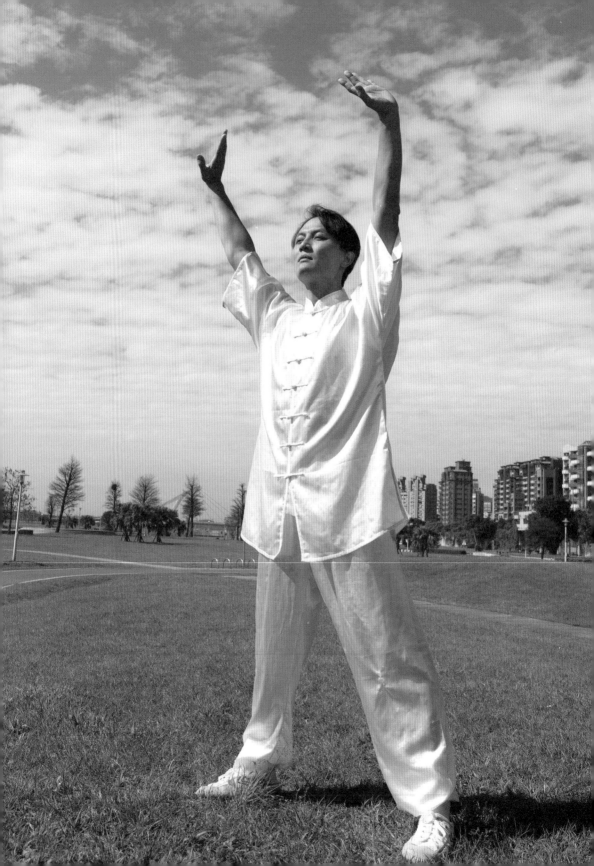

Part 2

養護身心 第1堂課

練對呼吸與 了解氣血運行的經脈

練習完一整套柔軟鬆筋骨功後，可以感覺到筋骨輕鬆了些，煩躁的心緒也平靜許多，適合開始進行梅花門的氣功與內功的修練，只不過在修練之前，仍有個重要的課題必須先確實做好，那就是——練對呼吸與了解氣血運行的經脈。

既深且沉的呼吸是健康之本

每個人都擔憂著自己的健康，擔憂之餘，又往往以很不得法的方式讓自己重獲健康，問題是，這樣的方式所獲得的健康是真的？還是一時的假象？

很多人都知道汽車每行駛 5000 公里就要進廠保養，但有多少人清楚最精密的人體需要多久保養一次？——答案是：每兩天就要保養一次，而且要持續運動 30 分鐘才能達到基本強度。

要健康就要運動，姑且不提持續運動，單以爬樓梯來說，不少人爬不了幾層樓就氣喘吁吁，這正是因為大多數人的呼吸都只在肺間呼吸，既淺且薄，平時不怎麼動還察覺不出有什麼異樣，一旦身體動作的強度大一點，就無法充足提供身體在動作時所需的氧氣與能量，以致上氣不接下氣！

所以說呼吸很重要，人可以 7 天不吃東西，2 天不喝水，卻無法 5 分鐘不呼吸。

只是呼吸也要有方法，每天只要花 10 ～ 15 分鐘，做正確的丹田呼吸（腹式呼吸），除了可以按摩臟腑、增加人體含氧量、減少自由基產生、預防老化及生病外，也能放鬆心情、美化肌膚與增強活力，甚至還能提升腸道代謝，達到減肥的效果。

丹田的位置

「丹田呼吸」也有人稱之為「腹式呼吸」，是運用深沉的呼吸方式，將「氣（氧氣）」送入細胞與臟器中的基本功，因此幾乎所有強調養生、健身的運動都很重視丹田呼吸，像是瑜伽、彼拉提斯……皆然，流傳千百年的氣功與中國武術，其修練之本也是丹田呼吸。

→ **「丹田呼吸」對健康如此之重要，那麼「丹田」究竟在哪裡？**

依據《中國醫藥大辭典》所述：「人身臍下三吋之內曰『丹田』，為男子之持室、女子胞宮所在地，可為修練內丹之地。」因此人們所說的「丹田」即「臍內一吋三分為丹，上下左右三吋為田」這一範圍。

若以現今的說法，即精子跟卵子結合成受精卵於子宮著床後臍帶生出來的位置，就是「丹」的位置；從肚臍往左右橫過去，乳頭對下來與帶脈的左右兩點、肚臍下一吋跟上一吋的這個面就是「田」。

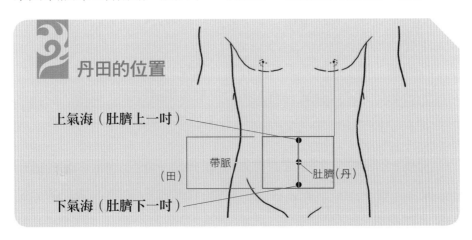

丹田的位置

上氣海（肚臍上一吋）

帶脈

（田）

肚臍（丹）

下氣海（肚臍下一吋）

在千百年傳統中華文化脈絡中，「丹」原是藥的一種，是從藥中提煉出來的精華，對健身治病很有效果，所以過去把它稱為「仙丹妙藥」。而「真氣」是經過生理變化所產生的生命動力，能祛病延年，因此也稱為「丹」。

「丹田」是真氣匯集的所在，故而得名。也因此自古以來各行各業都很重視丹田的修練，像是：武行家認為：「練成丹田混元氣，走遍天下無人敵。」而現今的歌唱家則認為：「歌唱能用丹田混元氣，聲音宏亮力不疲。」

練對丹田呼吸，是氣功練習的入門階

要想學好氣功，首先必須練對「丹田呼吸」，尤其是以「丹田（腹式）順呼吸」為主，其呼吸的要求就是要——細、勻、深、長。

呼吸要「細」——就是呼吸要徐緩，徐緩的呼吸使得自律神經中的交感神經活動慢慢被壓抑，同時副交感神經的功能強化，使血壓下降、肌肉不緊繃、精神放鬆，有放鬆身心的良好作用，對於恐慌與焦慮有很好的預防功效。

呼吸要「勻」——即是要求呼吸有規律及節奏，可使體內各個臟腑受到呼吸有規律節奏的刺激，而這種刺激透過神經，做為一種自我調節信號傳至腦部，大腦在接受這些刺激之後便處於 α 波狀態，使得身心達到協調，心神統一。

呼吸要「深」——就是要用橫膈膜呼吸，讓橫膈肌活動範圍增加4厘米，這樣可以使氣體充分到達肺部的有效腔，完成高效率的氣體交換。如果未用橫隔膜呼吸，則每個呼吸循環並不徹底，必須以二到

四倍呼吸循環量才能滿足身體的需要。透過橫隔膜呼吸，能做到完整的呼吸循環，還可以增加腹壓、按摩內臟，使得腹腔血液流暢分布，並加強體內毒素的排除。

呼吸要「長」——意指氣能在體內有較久的停留，有充分的時間完成氣體交換，而且吸與呼氣之間，吐氣要長，練氣功者呼吸頻率較低，每次換氣量較大，且最大攝氧量較很少運動的人高百分之二十。

→ 丹田呼吸真的對身體健康有如此大的影響力？

台大腎臟科的教授與醫師曾做過一項研究：他們讓洗腎患者以丹田呼吸配合動作，每天 2 次，持續 3 個月之後，患者不但食慾增加，其微血管循環和性功能也改善了，同時病患自己也感覺到更有活力。

此外他們還觀察到：患者在吸氣時肝臟內血管受擠壓而變小，呼氣時血管擴張，顯示丹田呼吸的確對五臟六腑有類似按摩作用，並能促進其血液循環。而且氣功練習在做丹田呼吸時活動到橫隔膜，體內會產生一種前列腺素的物質，它會從細胞內滲入血管及淋巴管，去除活性氧的毒素，促進血液循環。根據文獻的報告，經過 5 個月的氣功訓練，CD4 淋巴球有明顯的增加。此種細胞與免疫力有關，愛滋病毒主要就是破壞這種細胞，造成免疫系統的崩潰。

另外，氣功練習在做丹田呼吸時可增加腦內啡的濃度，這是腦部所產生一種作用類似嗎啡的物質，對慢性疼痛有部分的效果，持續練習氣功一段時間後，還可以舒緩疲勞、免疫力失調、腰痠背痛，對於治療便秘、大腸激躁症、高血壓、心血管疾病、消化性潰瘍、壓力性頭痛……等身心症皆有很大的助益。

以上雖屬醫學報告，我在和朋友切磋時，或是學員來學武時，也都曾遇過上述的問題，經過一段時間的練習，均獲得相當大的改善。

丹田呼吸

按摩你的五臟六腑。

要細、勻、深、長的將氧氣吸入丹田，才能活動到橫隔肌，按摩五臟六腑，進而促進血液循環，提升免疫力。

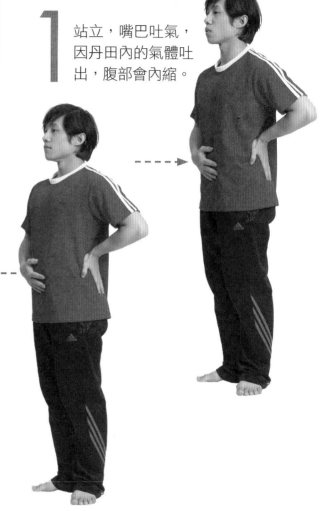

1 站立，嘴巴吐氣，因丹田內的氣體吐出，腹部會內縮。

2 鼻子吸氣，腹部隨著氣體充溢丹田而鼓起。

座談會

丹田順呼吸、丹田逆呼吸

習武練功者的丹田呼吸可分為「丹田順呼吸」與「丹田逆呼吸」。

所謂「丹田順呼吸」，即指吸氣時丹田鼓起，吐氣時丹田內縮；而「丹田逆呼吸」就是吸氣時丹田內縮，吐氣時丹田鼓起。

在修練氣功與內功時，應以「丹田順呼吸」為主，待基本功都做紮實了，有一定根基之後，才可練習「丹田逆呼吸」，切不可捨本逐末，以偏概全，易致走火入魔，不但無法強身，反而會練出一堆問題！

十二經脈與奇經八脈
——人體經絡的兩大系統，氣功修練的重要脈絡

不論是看電影，或是對中醫、穴道按摩、練功有興趣的朋友，應常可聽到或看到「奇經八脈」與「十二經脈」。但何為「奇經八脈」？何為「十二經脈」？它們與人體的健康又有何關聯？

在中國醫學理論中，認為人體的氣血要能不斷地順暢循環，體內的新陳代謝才能順利運作，也才能適時且充足地提供細胞、組織所需的氧氣與養分，同時將循環代謝的廢物以汗水、尿液、二氧化碳等形式排出體外。當氣虛難行、氣不通，人的外在表現就會精神不振、活動遲緩，時日一久，往往會感到疼痛發麻，甚至衍生更嚴重的病症。

而且中醫還認為，氣和血彼此相互依存，氣屬陽，為無形能量，血屬陰，是有形物質。血之所以能在經絡中流動，是由於氣的導引與推動，故有「氣為血之帥」、「氣能行血」之説；相對的，氣必須潛存於血中，不能任意流竄，因此又有「血為氣之母」、「血能載氣」之論。

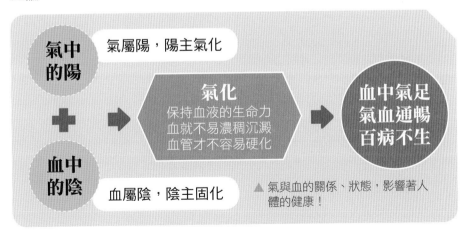

氣中的陽　氣屬陽，陽主氣化

＋

血中的陰　血屬陰，陰主固化

氣化
保持血液的生命力
血就不易濃稠沉澱
血管才不容易硬化

血中氣足
氣血通暢
百病不生

▲ 氣與血的關係、狀態，影響著人體的健康！

由此可見，要健康、要正確進行養生之道，必須先了解氣血運行的幾個關鍵，那就是——「血管」、「經脈」、「經絡」與「穴道」。

　　「血管」就是血液走的通道。

　　「經脈」則是氣血運行的路徑，是人體聯絡、傳輸的系統。

　　「經絡」是「經脈」與「絡脈」的統稱，其中，絡脈是各經脈的分支，以連絡表裡經脈臟腑。

　　「穴道」也有人稱為穴位、腧穴，是氣血匯聚、進出、轉輸的特定點，也是疾病的反射點，更是針灸、按摩、推拿等民俗療法的刺激點。

　　在這四大關鍵中，習武練氣功最重視的十二經脈與奇經八脈，就屬於人體經絡系統的兩大支系。

　　在中醫的論述裡，經絡系統由十二經脈、奇經八脈、十二經別、十二經筋、十二皮部、十五絡脈和浮絡、孫絡等組成。而且十二經脈與奇經八脈在經絡系統中皆屬經脈，亦皆擔負著氣血運行的重責大任。

→ 十二經脈與健康的關係

　　「十二經脈」在經絡系統中被稱為「正經」，因此也有人稱之為「十二正經」，是氣血運行的主要通道。

　　十二經脈的命名主要根據其陰陽屬性、所屬臟腑及循行部位綜合而定的。

　　十二經脈的名稱為：手三陰經（手太陰肺經、手厥陰心包經、手少陰心經）、手三陽經（手陽明大腸經、手少陽三焦經、手太陽小腸經）、足三陽經（足陽明胃經、足少陽膽經、足太陽膀胱經）、足三陰經（足太陰脾經、足厥陰肝經、足少陰腎經）。

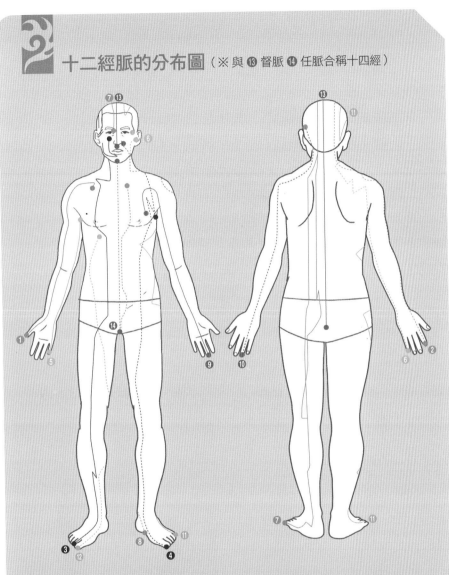

十二經脈的分布圖（※與 ⑬ 督脈 ⑭ 任脈合稱十四經）

手足三陽經 → 手經：② 手陽明大腸經、⑥ 手太陽小腸經、⑩ 手少陽三焦經。
　　　　　　　　足經：③ 足陽明胃經、⑦ 足太陽膀胱經、⑪ 足少陽膽經。
手足三陰經 → 手經：① 手太陰肺經、⑤ 手少陰心經、⑨ 手厥陰心包經。
　　　　　　　　足經：④ 足太陰脾經、⑧ 足少陰腎經、⑫ 足厥陰肝經。

→ 十二經脈在身體的分布

十二經脈左右對稱分布於頭面、軀幹及四肢。六條陰經分布於手足的內側和胸腹，六條陽經則分布手足的外側和頭面、軀幹。

如圖所示，手足三陽經在四肢的排列為陽明在前、少陽在中、太陽在後。太陽、少陽及陽明分別表現了陽氣消長的狀態，在位置上可理解為受日光的多少。對動物來說，背後部受日光最多，故後部為太陽，即光明程度最強；次之少陽，即光明程度中等；陽明為光明程度最弱。

手足三陰經的排列則為太陰在前、厥陰在中、少陰在後。太陰、厥陰及少陰表現了陰氣消長的狀態，同樣地在位置上可體會為陰暗的程度。

→ 十二經脈的流注路線及時間

十二經脈的走向和交接是有一定的規律，《黃帝內經》即有所載：

「手之三陰，從臟走手；手之三陽，從手走頭；足之三陽，從頭走足；足之三陰，從足走腹。」

因此其流注路線依序是——手太陰肺經→手陽明大腸經→足陽明胃經→足太陰脾經→手少陰心經→手太陽小腸經→足太陽膀胱經→足少陰腎經→手厥陰心包經→手少陽三焦經→足少陽膽經→足厥陰肝經→手太陰肺經。（表1）

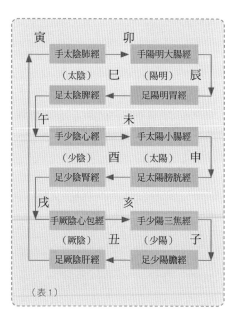

（表1）

至於氣血的走向和交接規律是——手之三陰經從胸走手，在手指末端交手三陽經；手之三陽經從手走頭，在頭面部交足三陽經；足之三陽經從頭走足，在足趾末端交足三陰經；足之三陰經從足走腹，在胸腹腔交手三陰經。

按中醫理論，雖然經氣在身體循環不息地流動，但在不同的時間，氣血的流動均有盛衰，此中醫在十二經脈的論述中，有「子午流注」之說，若能在各經氣血流注最旺盛之時，適當地休養生息，就能輕鬆達到養生功效，反之，則易致氣血失調，引來病痛作怪。

下表所示即為十二經脈氣血流注最盛的時間。

十二經脈運行路線及養生時間			
經脈	流注路線	養生時間	對應病症
❶手太陰肺經	胸（中府穴）→手臂內側前緣→手掌→拇指（少商穴）	3～5點（寅時）	呼吸系統的疾病、胸痛
❷手陽明大腸經	食指（商陽穴）→手臂外側前緣→肩→頸→臉（迎香穴）	5～7點（卯時）	感冒發燒、頸椎病痛、顏面神經麻痺、蕁麻疹
❸足陽明胃經	臉（承泣穴）→胸→腹→小腿外側前緣→足次趾（厲兌穴）	7～9點（辰時）	胃部病痛、中風、腮腺炎、慢性闌尾炎
❹足太陰脾經	大腳趾（隱白穴）→小腿內側中間→小腿內側前緣→腹→胸（大包穴）	9～11點（巳時）	婦科疾病、糖尿病、痛風、類風濕性關節炎、肌無力
❺手少陰心經	胸（極泉穴）→手臂內側後緣→手小指（少衝穴）	11～13點（午時）	心臟及神經方面疾病、癲癇
❻手太陽小腸經	小指（少澤穴）→手臂外側後緣→肩→臉→眼耳（聽宮穴）	13～15點（未時）	失眠、頭痛、落枕、肩痛及眼耳方面疾病

❼足太陽膀胱經	目內眥（睛明穴）→頭頂→頭後→背→腿外側後緣→足小趾（至陰穴）	15～17點（申時）	肝膽腎方面病痛、陽痿、坐骨神經痛
❽足少陰腎經	足小趾（清泉穴）→足心→腿內側後緣→腹→胸（俞府穴）	17～19點（酉時）	腎臟病痛、早洩、水腫、休克、中風
❾手厥陰心包經	胸（天池穴）→手臂內側中間→手中指（中衝穴）	19～21點（戌時）	胸痛、呼吸困難、噁心嘔吐、心臟機能漸失、手肘手臂伸屈困難
❿手少陽三焦經	手無名指（關衝穴）→手臂外側中間→肩→頸→側頭部→眼耳（絲空穴）	21～23點（亥時）	眼耳疾痛、顏面神經麻痺、肘關節伸屈困難、水腫
⓫足少陽膽經	頭側（瞳子膠穴）→胸脅→腿外側中間→足第四趾（足竅陰穴）	23～1點（子時）	肝膽方面病痛、結石、偏頭痛、視力問題、乳腺炎
⓬足厥陰肝經	足大趾（大敦穴）→腿內側中間→腹→胸脅（期門穴）	1～3點（丑時）	男女兩性方面隱疾、骨盆腔炎、胸悶

→ 奇經八脈與健康的關係

奇經八脈是任脈、督脈、衝脈、帶脈、陰維脈、陽維脈、陰蹻脈、陽蹻脈的總稱。

它們並不像十二經脈那樣規則地分布於人體內，而是交錯於十二經脈間，與臟腑無直接的「屬絡」關係，彼此之間亦無表裡配合，因此在中醫學概念裡將其定義為「別道奇行」的經脈，以有別於「十二正經」（十二經脈）。

雖然奇經八脈的分布並不規則，且又不屬絡於臟腑，但對十二經

脈的氣血有著蓄積、滲灌的調節作用。當十二經脈中的氣血滿溢時，會流向並儲蓄於奇經八脈；不足時則由奇經八脈補充。奇經八脈與肝、腎等臟，以及女子胞、腦、髓等奇恆之腑的關係較為密切，它們之間在生理病理上均有一定聯繫。

在中醫臨床實踐中，各科診斷和治療都要運用奇經八脈的理論，尤其是針灸、推拿與氣功都直接作用於奇經八脈。如有關外感熱病、神經系統疾患、胸腹腰背部之疾患，以及一些臟腑疾患等，既要依八脈而辨證，又要選入歸奇經之藥配方治療。

→ 奇經八脈在身體的分布、運行方向及對應功能

奇經八脈中，衝、帶、維、蹻六脈的腧穴均寄附於十二經脈及任、督二脈之中。只有任脈和督脈有其所屬腧穴，故又與十二經脈合稱「十四經」，成為經絡系統的主要部分。

奇經八脈的分布、運行方向及其對應功能簡述如下：

「任脈」——任，有「擔任」的意涵。出於會陰，行於腹胸正中線，上抵面頰部，因多次與手足三陰經及陰維脈交會，能總任一身之陰經，故有「陰脈之海」之稱。又因任脈起於胞中，與女子妊娠有關，故又有「任主胞胎」之說。

「督脈」——督，有「總督」的意思。行於背部正中，其脈多次與手足三陽經及陽維脈交會，能總督一身之陽經，故又稱為「陽脈之海」。督脈行於脊裡，上行入腦，並從脊裡分出屬腎，因此與腦、脊髓、腎有密切關係。由於這些關係，督脈具有如西醫學的腦垂體 - 腎上腺軸之功效。

「衝脈」——為總領諸經氣血的要衝，上至於頭，下至於足，貫穿全身，成為氣血的要衝，能調節十二經氣血，故稱其為「十二經脈

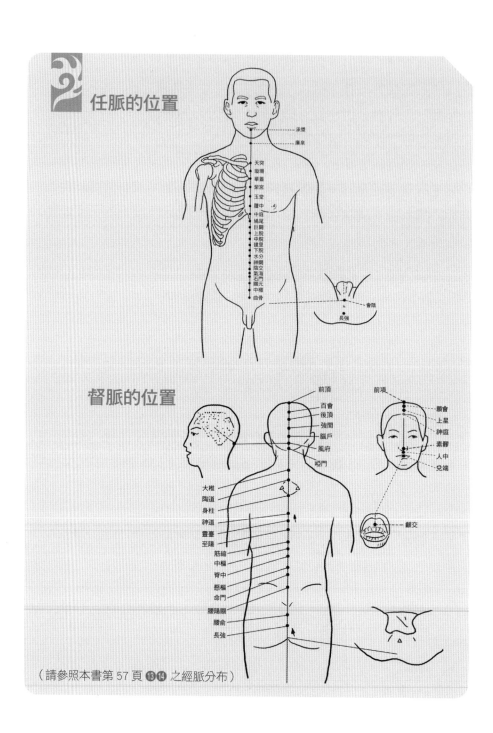

任脈的位置

承漿
廉泉

天突
璇璣
華蓋
紫宮
玉堂
膻中
中庭
尾閭
鳩尾
上脘
中脘
建里
下脘
水分
神闕
陰交
氣海
石門
關元
中極
曲骨

會陰

長強

督脈的位置

前頂
百會
後頂
強間
腦戶
風府
啞門

大椎
陶道
身柱
神道
靈臺
至陽
筋縮
中樞
脊中
懸樞
命門
腰陽關
腰俞
長強

前頂
顖會
上星
神庭
素膠
人中
兌端

齦交

（請參照本書第 57 頁 ⑬⑭ 之經脈分布）

之海」，又稱「血海」，與婦女的月經有關。

　　「帶脈」——起於季脅，斜向下行到帶脈穴，圍腰一周，有如束帶，能約束諸脈，所以有「諸脈皆屬於帶」的說法。

　　「陰蹺脈」、「陽蹺脈」——蹺，有輕健蹺捷之意。由頭面部到足踝，主持陽動陰靜，共統下肢運動及寤寐。

　　「陰維脈」、「陽維脈」——維，有維繫之意。陰維脈的功能是「維絡諸陰」；陽維脈的功能是「維絡諸陽」。由頭面部到足踝，聯繫陰經與陽經，分別主管一身之表裡。

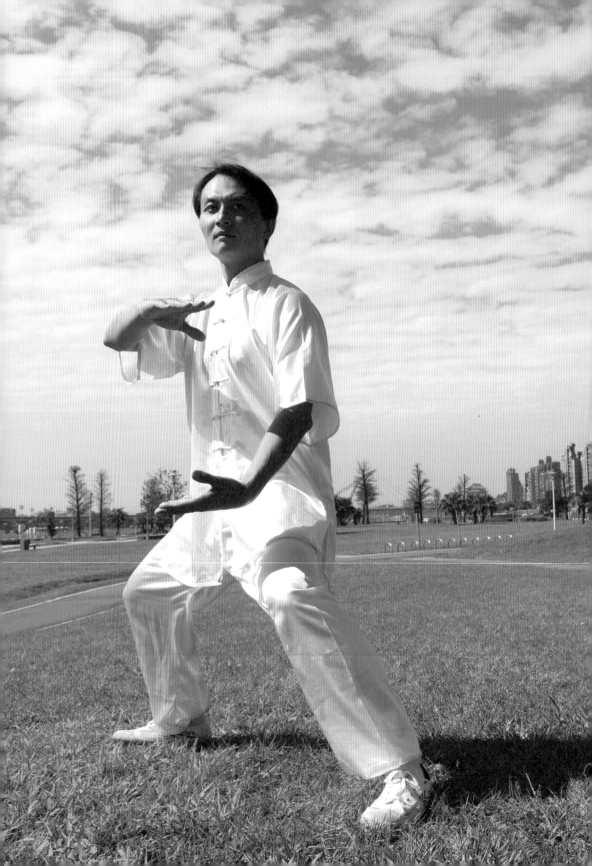

養護身心
第 2 堂課
氣功養生功法

當我們學會正確的丹田呼吸，甚至在日常的行止坐臥時皆習慣了丹田呼吸，接著進入氣功的練習，會更事半功倍。

氣功到底是什麼？

簡單來說，氣功就是——人的呼吸，透過肢體的活動，來平衡體內的陰陽。由此來看，國民健康操、有氧舞蹈、瑜伽……等都可以算是氣功。所以氣功其實並不是那麼神秘，它就在我們日常生活中，行止坐臥，不疾不徐，只要依照時辰經絡的運行來生活，吃得清淡，常動筋骨，都可算是氣功。

「運動的健康」與「練氣的健康」

那麼運動與練氣功對人體的健康有無異同？

有位美國休斯頓貝勒醫學院免疫學的封莉莉教授，在長期觀察、研究運動員與修練氣功者之後，曾公開發表其研究發現——人體細胞在一生中的分裂次數是有限的，細胞的生命也是短暫的。

運動員為保持高度的競技水平，必須讓身體時時處於最佳狀態，持續性超強度的鍛鍊使他們體內細胞存活時間短，並且很快被新的細胞替換。由於新細胞生命力強、能量高，因而會使他們暫時感到很興奮、強壯，但這種過度的消耗是要付出代價的，他們的免疫系統因新陳代謝過高而降低，生命也相對的會因此而縮短。

這也正是為什麼不時聽聞一些優秀的運動員在最佳的狀況下猝死，因為過度強化訓練只會加速他們的衰老。（像是知名的奧運短跑女將花蝴蝶葛瑞菲斯在離開運動場上 10 年後，猝死於自宅，享年僅 38 歲，令人慨然。）

　　此外，她更發現氣功修練者體內有關代謝系統的細胞數量都明顯下降，第一種是「嗜中性細胞」。通常一個正常人的嗜中性細胞分子可以存活 9 ～ 12 小時，每天骨髓要再生 10 的 11 次方個來補充，這在人體內是一個大工程。在練功人的身上，這種細胞的生命可延長到一般人的 3 ～ 4 倍之久，因此它的代謝減少，使他們身體更健康。

　　封教授用科學方法分解細胞分子所得的數據和實證，向傳統思想提出了挑戰，證實氣功修練對改善人體免疫功能具有明顯效果。

　　由此可見，運動對人體的健康並不一定會比東方的氣功、靜坐修練更為有效。因為人體的健康與免疫系統的增強更有關係。東方式的氣功修練之所以越來越受到重視，正是由於它和運動的原理正好相反，講求的是緩慢、圓融，乃至保持靜止不動，使心跳減至最低，血液循環也減緩。人體在此時細胞分裂次數減少，細胞壽命延長，甚至可達到常人的數倍，人因此可以延長壽命。

 ## 練氣的好處

練氣有六大好處，分別是──
一、預防疾病，調節生化機能平衡。
二、保健強身，提高生理機能效力。
三、延年益壽，去老返童，享福人生。

四、陶冶性情，涵養道德。

五、增強大腦機能開發智慧。

六、激發潛能和強化人體內在潛能。

　　因為**「氣的鍛鍊」實質是鍛鍊真氣**，從後天肺呼吸，練至先天丹田呼吸，培養元氣，扶植正氣，所以它能扶正黜邪，增強人體的免疫力和抵抗力。

　　因為**「氣的鍛鍊」要求放鬆、入靜、自然和排除雜念**，所以它能排除「臨時變動的激性反應」，消除緊張狀態。

　　因為**「氣的鍛鍊」能疏通經絡**，調和氣血，平衡陰陽，提高神經系統協調能力，所以它能使大腦皮層起著保護性的抑制作用。

　　因為**「氣的鍛鍊」能降低基礎代謝和提高儲能能力**，所以它能對腹腔起著按摩作用，從而增進了食慾，提高了消化功能。

　　因為**「氣的鍛鍊」能發揮人體潛力**，所以它能調動自身的積極因素，並起著自我控制的作用，達到預防疾病、健康長壽的目的。

　　因為**「氣的鍛鍊」能把你的腦域及內在的潛能提升至隨心所欲的境界**。（當然這是要苦練的）

氣功的練習理論

　　練習氣功的方式很多種，不外乎透過自身與外界的能量交流，增強能量與操控性。在中國常用到「天、地、人」的概念。「天」有三寶──日、月、星；「地」有三寶──水、火、風；「人」有三寶──精、氣、神。這些都是以三才為概念，在本門稱為「九九玄功」。

一般練習氣功，就是將身體練好，而身體好，電容器夠大，將來電容量就夠大，即使沒有「氣感」（電），也會身體健康。

氣功練功順序是由「人」的功法開始，以人為基礎訓練體魄，再借助「天、地」的能量，將「人」的功法基礎打好，之後再練天或地的功法。

能量的路線除中國的「經脈」以外，印度的「三脈七輪」是最常用的。而能量運行路線依目的與經驗，各門各派有所不同。有些脈屬於「意生身」是透過神識觀想來建構，與身體的「先天」能量運行路線不同。

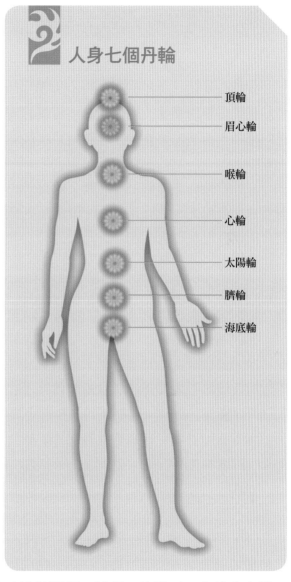

2 人身七個丹輪

頂輪
眉心輪
喉輪
心輪
太陽輪
臍輪
海底輪

如果沒有把基本人的功法練習好，就想一步登天，妄練水火風，擅接日月星的能量，不但無法強身、健康，反而容易走火入魔，不得不慎！

梅花門的氣功養生功法

要想在練氣方面有一點成就，梅花門功法中的運動已足夠。

我們需要的運動，是內在的、精微的、精緻的、奧妙的、共振虛空的運動，而不需要外在的、激烈的、粗糙的、不能感應、不能共振的運動。

對於初接觸氣功養生者而言，梅花門的氣功養生功法——九轉蓮台心法、赤龍搗水、混元功法，著實簡單易做，經過一段時間的練習將會明顯發現身心的改變。

→ 氣功養生功法第 1 式：九轉蓮台心法
——排濁氣

人的進步來自「慾望」，「慾望」又可分為「食慾」和「性慾」兩大類，但這兩大慾望的能量皆來自於我們的腹部，平時腹部消化吸收之後，糞便、尿液分別儲存到大腸及膀胱。

先舉個例子好了，如果我們把糞尿放進一個容器裡面，倒掉後洗淨，一定還會臭不可聞，必須清洗好多次才會把味道除去。

同樣的，肚子裡的糞尿也是，每天排泄後，肚子裡依然有濁氣殘存，而且現代人並沒有每天排便的習慣，常常 2 ～ 3 天才排便一次，甚至一星期一次，以致造成便秘，火氣大，口乾舌燥。

其實正常人一天吃幾餐，就要排幾次便，縱使一天排便一次仍然不足，再加上現代人口味越來越重，常常 20 ～ 30 歲的人就已經腸道老化到跟 60 歲的人差不多，所以現代人體味也越來越重，以前人說人老後會有老人味，現在連年輕一輩的都開始有此味道了。

「九轉蓮台心法」是梅花門的排濁氣練習，可以使腸道蠕動變得正常，順便能把體內多餘的廢氣排掉，讓人常保神清氣爽，精神暢旺，每天吃幾餐就排便幾次。

　　記得做完「九轉蓮台心法」之後要適時補充水分。若是練完後有打嗝、放屁、想睡覺……等反應，都是非常好的反應。練習時所流出來的汗會特別臭，也會特別黃，是因為其排毒功效相當好！

→ 氣功養生功法第 2 式：赤龍攪水
——轉舌頭、提腎水

　　為什麼要練此功法？當我們活動了全身的經脈與臟器之後，也應適當的給與體內所需的潤澤。

　　在此，先解釋一下口水的成分——口水裡面含有消化酶，能防止蛀牙、幫助消化，所以有很多醫生一直在耳提面命似地強力呼籲：「吃東西要細嚼慢嚥，才不會造成胃的負擔！」偏偏現代人吃東西都像是在跟時間比賽，所以腸胃疾病特別多，尤其過年過節時掛腸胃病號的更是比平常都多！

　　所謂「提腎水」，在道家修練與傳統中醫學都有相關論述——每個人都有**舌下兩條腺，可連接腎**，因此，運用此轉舌頭的功法，活動舌下的兩條腺，便可以透過足太陽膀胱經把腎水提到嘴裡，讓口齒生津，而這種口水非常純淨，不含雜質，沒有泡沫，又稱為「津液」。

　　再以千年來道家修練的觀點來說，人的丹田就像一個爐鼎，要點火把熱氣輸送至全身經脈，但此熱氣又不能太乾，所以要透過赤龍攪水把腎氣提上來，送至丹田後，熱力使津液轉成水氣，再進而慢慢蒸開身體堵塞的穴道及經絡，而由於氣裡帶有水氣，體內比較不會產生過火及空燒現象，就能得到適當的潤澤。

→ 氣功養生功法第 3 式：混元功法
──氣功轉內功的基礎功法

這是最標準的練氣功方式，也是氣功轉內功的基礎功法，透過腹式呼吸與雙手的調節，達到基本的氣貫丹田、氣走任督二脈小周天。

練此功法比較容易氣沉到丹田裡，而且隨時練習，慢慢會感覺氣到丹田時間久了之後，個人的膽識也會慢慢增強起來，這正是梅花門功法所說的：「氣到丹田膽力壯，膽大力壯練金剛。」

練習時姿勢非常重要，吐氣時不能把下巴伸出去，吸氣時不能太快，以免岔氣。

梅花門的
氣功養生功法

九轉蓮台心法、赤龍搗水、混元功法

對 於初接觸氣功養生者而言，梅花門的氣功養生功法——九轉蓮台心法、赤龍搗水、混元功法，著實簡單易做，經過一段時間的練習將會明顯發現身心的改變。

→ **「九轉蓮台心法」** 計有——揉腹、揉三焦、揉肝氣、揉肝心與揉心等5組連續功法。運用手掌的力道依序按揉腹部、三焦、肝、心，能適度按摩腹部至胸部的臟器，並活絡其間的穴道、經脈。

→ **「赤龍搗水」** 跟藥王孫思邈《千金方》裡的扣齒 36 下有異曲同工之妙。雖然只是轉轉舌頭，卻更能帶動舌下那兩條腺，加速提腎水之功效。很多學員做完之後都感到很驚奇，怎麼只轉舌頭也能滿身大汗？——這就是由最細微的去帶動最粗壯的，小齒輪帶動大齒輪的原理。

→ **「混元功法」** 是氣功轉內功的基礎功法，透過腹式呼吸與雙手的調節，達到基本的氣貫丹田、氣走任督二脈小周天。

九轉蓮台心法
❶ 揉腹

鼻子吸氣、嘴巴吐氣。揉的時候要閉氣，腳微蹲呈馬步狀，以利氣沉丹田，而且手掌要用力，須有揉到肉的感覺。以第一組動作「揉腹」為例，就要有揉到腹部肉的感覺才是正確的，也才會有排濁氣的效果。

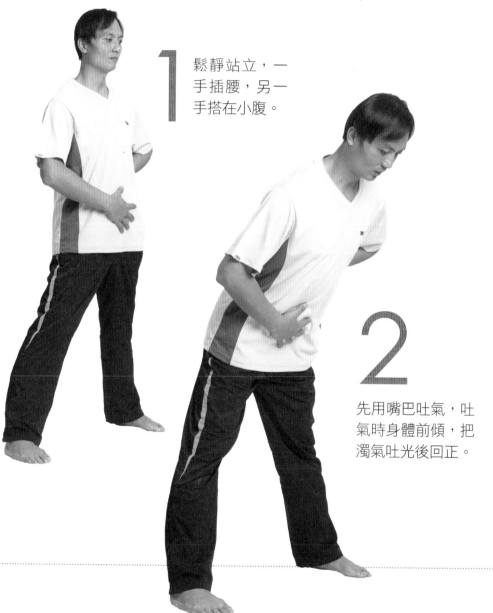

1 鬆靜站立，一手插腰，另一手搭在小腹。

2 先用嘴巴吐氣，吐氣時身體前傾，把濁氣吐光後回正。

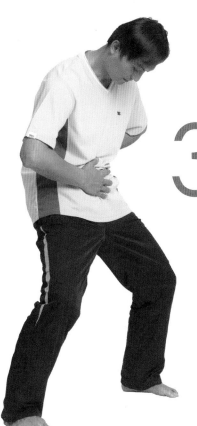

3 再用鼻子吸氣，吸氣時身體微蹲，收下巴，眼看肚臍。

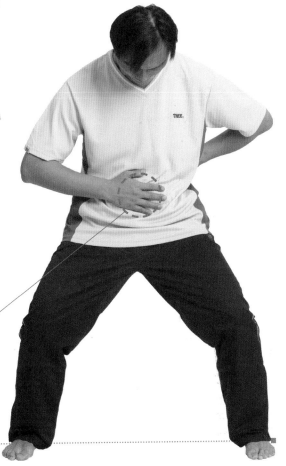

4 閉氣，按在肚臍的手掌以順時針方向揉腹7下，揉完後，身體回正。

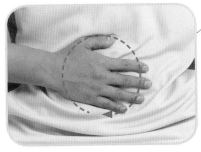

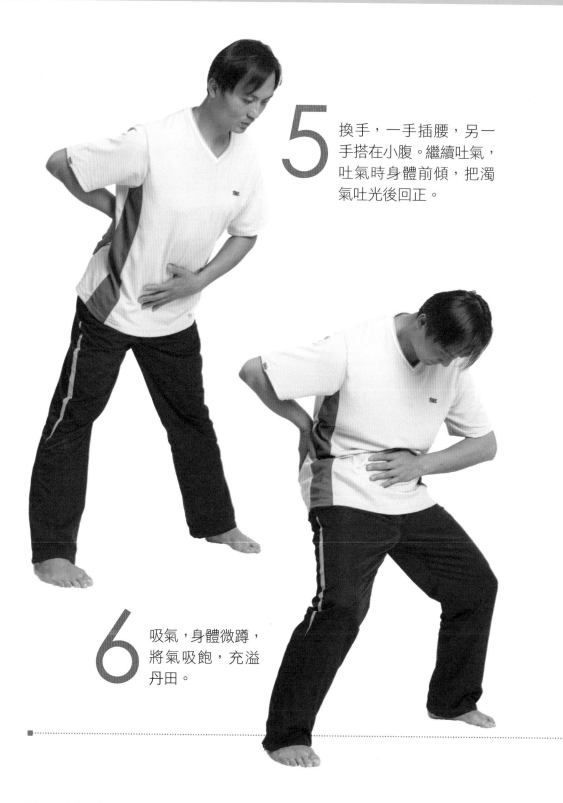

5 換手，一手插腰，另一手搭在小腹。繼續吐氣，吐氣時身體前傾，把濁氣吐光後回正。

6 吸氣，身體微蹲，將氣吸飽，充溢丹田。

7

閉氣，按在肚臍的
手掌以逆時針方向
揉腹 7 下。

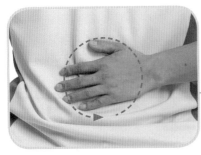

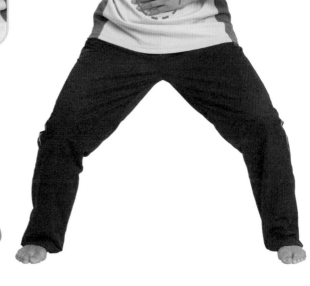

8

揉完後，身體回正，做丹
田呼吸，準備繼續下一組
「揉三焦」的動作。

九轉蓮台心法
❷ 揉三焦

1

鬆靜站立，左手插腰，右手搭在小腹，虎口對準肚臍。

2 吐氣，身體前傾，把濁氣吐光後回正。

3 吸氣，身體微蹲，收下巴，眼看肚臍。

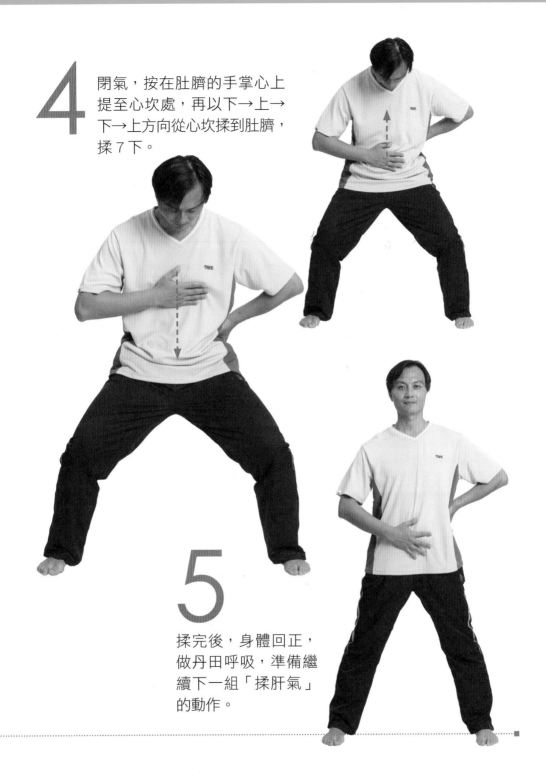

4 閉氣，按在肚臍的手掌心上
提至心坎處，再以下→上→
下→上方向從心坎揉到肚臍，
揉7下。

5 揉完後，身體回正，
做丹田呼吸，準備繼
續下一組「揉肝氣」
的動作。

九轉蓮台心法
③ 揉肝氣

1 鬆靜站立，左手插腰，右手搭在小腹，虎口對準肚臍。吐氣，身體前傾，把濁氣吐光後回正。

2 吸氣，身體微蹲，收下巴，眼看肚臍。

3 閉氣，按在肚臍的手掌心循順時針方向，以ㄴ型揉肚臍到腋下，揉7下，揉完後，身體回正。

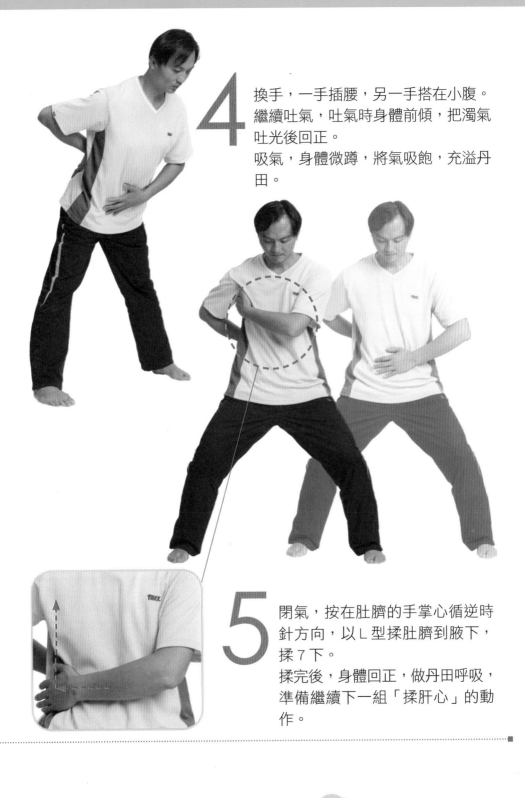

4

換手，一手插腰，另一手搭在小腹。
繼續吐氣，吐氣時身體前傾，把濁氣
吐光後回正。
吸氣，身體微蹲，將氣吸飽，充溢丹
田。

5

閉氣，按在肚臍的手掌心循逆時
針方向，以L型揉肚臍到腋下，
揉7下。
揉完後，身體回正，做丹田呼吸，
準備繼續下一組「揉肝心」的動
作。

九轉蓮台心法
④ 揉肝心

1
鬆靜站立，左手插腰，右手搭在小腹，虎口對準肚臍。

2
吐氣，身體前傾，把濁氣吐光後回正。

3
吸氣，身體微蹲，收下巴，眼看肚臍。

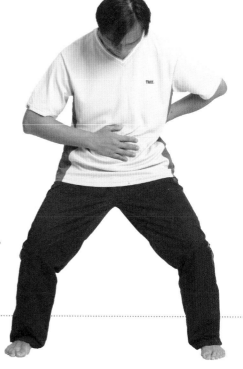

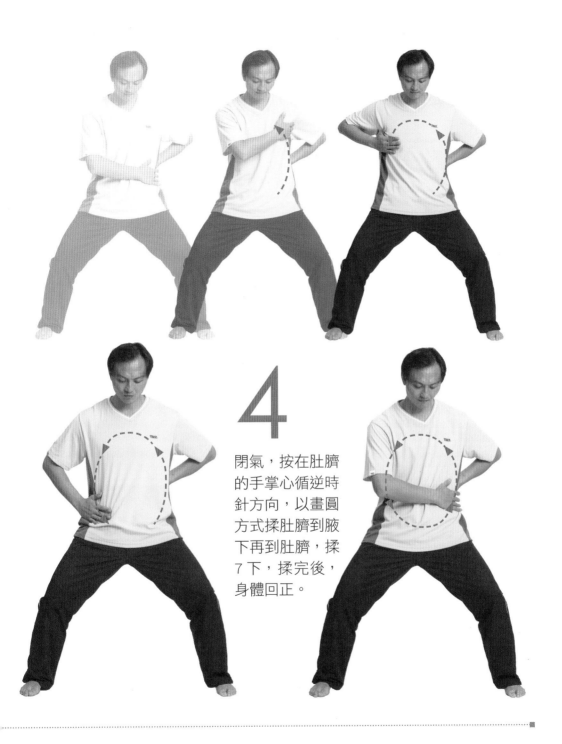

4

閉氣，按在肚臍
的手掌心循逆時
針方向，以畫圓
方式揉肚臍到腋
下再到肚臍，揉
7下，揉完後，
身體回正。

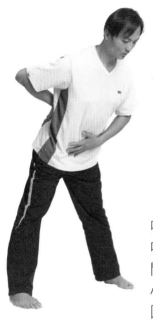

5 換手，一手插腰，另一手搭在小腹。繼續吐氣，吐氣時身體前傾，把濁氣吐光後回正。

6

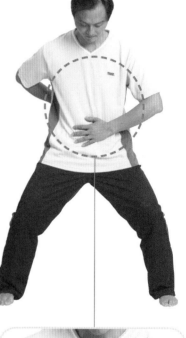

吸氣，身體微蹲，將氣吸飽，充溢丹田。
閉氣，按在肚臍的手掌心循順時針方向，以畫圓方式揉肚臍到腋下再到肚臍，揉7下。

7

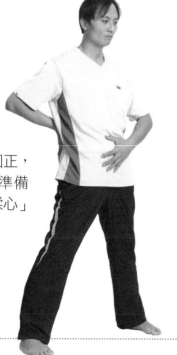

揉完後，身體回正，做丹田呼吸，準備繼續下一組「揉心」的動作。

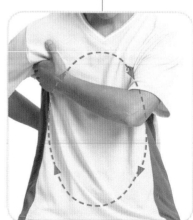

九轉蓮台心法
❺ 揉心

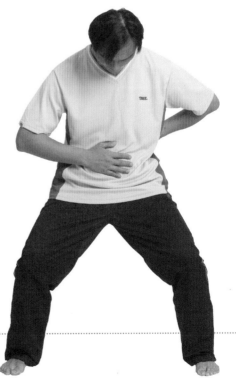

1 鬆靜站立，左手插腰，右手搭在小腹，虎口對準肚臍。

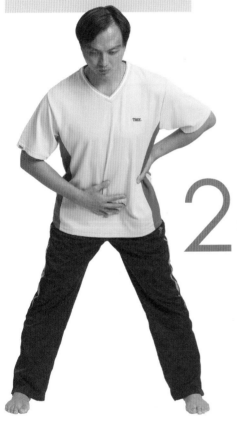

2 吐氣，身體前傾，把濁氣吐光後回正。

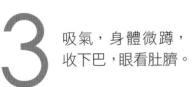

3 吸氣，身體微蹲，收下巴，眼看肚臍。

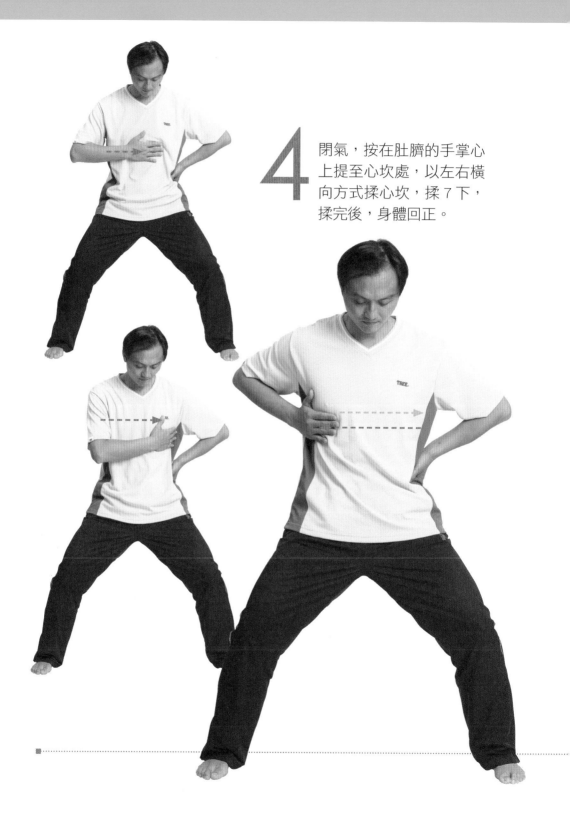

4 閉氣，按在肚臍的手掌心
上提至心坎處，以左右橫
向方式揉心坎，揉 7 下，
揉完後，身體回正。

5 換手，一手插腰，另一手搭在小腹。繼續吐氣，吐氣時身體前傾，把濁氣吐光後回正。

6 吸氣，身體微蹲，將氣吸飽，充溢丹田。
閉氣，按在肚臍的手掌心上提至心坎處，以左右橫向方式揉心坎，揉 7 下。

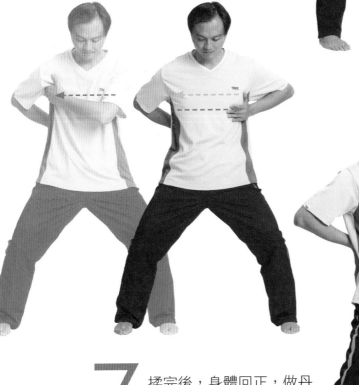

7 揉完後，身體回正，做丹田呼吸，結束「九轉蓮台心法」的全部動作。

赤龍搗水

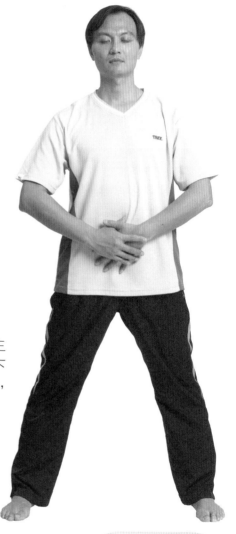

動作重點

女生的雙手應右手下左手上；男
生的雙手應左手下右手上。牙關
要閉緊，舌要頂上顎。

1　兩手相合搭在小腹上，女生
　　右手下左手上，男生左手下
　　右手上，眼微閉，牙關閉緊，
　　舌頂上顎。

2　舌尖循順時針方向轉 108 下後，將
　　嘴裡的唾液分 3 次吞下，共做 3 次。
　　（如果嘴裡的唾液太多，則不用等
　　到轉 108 下，只要覺得嘴裡唾液
　　多到要流出，就可以先分 3 次吞口
　　水。）

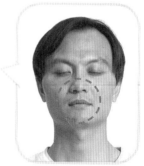

混元功法

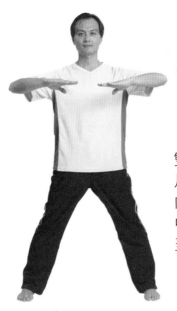

動作重點

雙腳應平行，腳掌不可外翻。身體向前傾時，記得要收下巴，但不能駝背或聳肩，要有如鶴伸頸般的姿勢。練習功法時，要用鼻子吸氣（小腹脹）、嘴巴吐氣（小腹縮）的丹田呼吸。此動作雙手有如調節器一般，手伸得越慢，氣吐得越長，透過伸展，慢慢地把自身的氣調勻，練習完之後，原地站立3～5分鐘，才算圓功。

1 雙腳打開約1公尺寬，雙手手掌向下，以中指對中指，雙手平舉至與胸齊高。

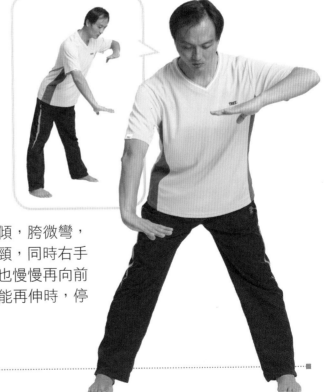

2 吐氣，身體微向前傾，胯微彎，收下巴，有如鶴伸頸，同時右手慢慢往下伸，身體也慢慢再向前傾，當右手伸至不能再伸時，停止吐氣。

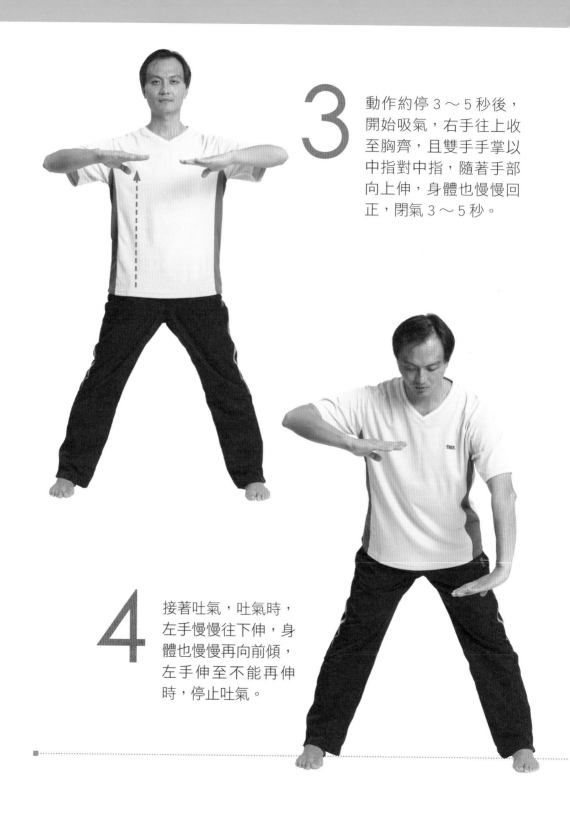

3 動作約停 3 ～ 5 秒後，開始吸氣，右手往上收至胸齊，且雙手手掌以中指對中指，隨著手部向上伸，身體也慢慢回正，閉氣 3 ～ 5 秒。

4 接著吐氣，吐氣時，左手慢慢往下伸，身體也慢慢再向前傾，左手伸至不能再伸時，停止吐氣。

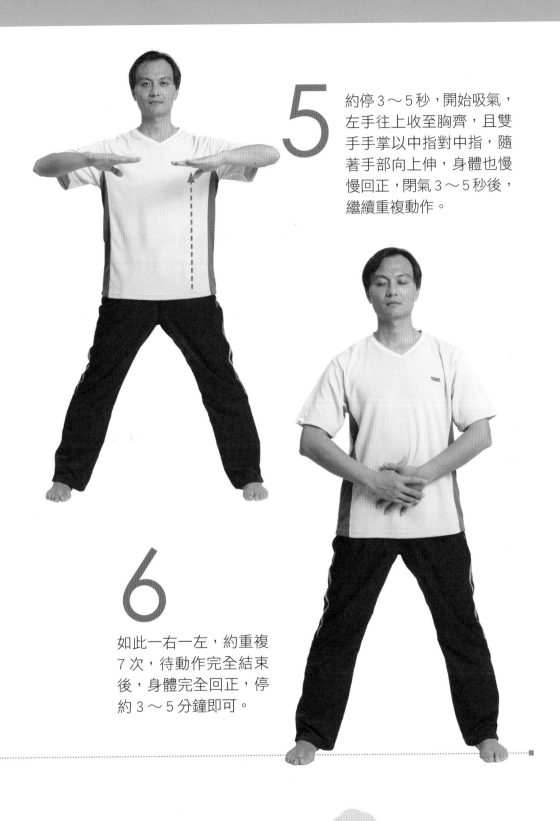

5

約停3～5秒，開始吸氣，左手往上收至胸齊，且雙手手掌以中指對中指，隨著手部向上伸，身體也慢慢回正，閉氣3～5秒後，繼續重複動作。

6

如此一右一左，約重複7次，待動作完全結束後，身體完全回正，停約3～5分鐘即可。

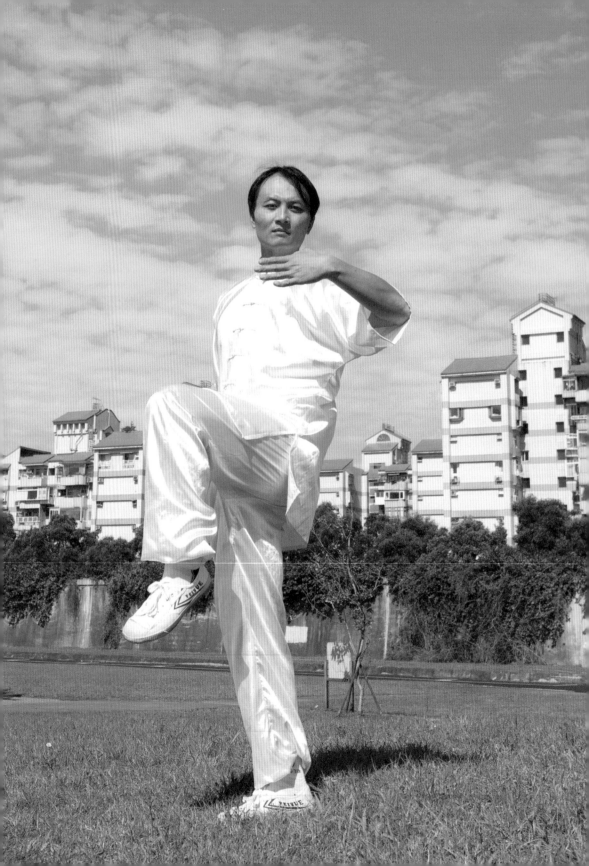

Part 4

養護身心
第 3 堂課
內功養生功法

喜歡看電影、電視的朋友相信對武俠電影、武俠劇定不陌生，但不知朋友們有沒有注意到，在這些電影、戲劇甚至武俠小說中，常常聽到這樣的說法：「這人內功高強！……」但並沒有說：「這人氣功高強……？」

像是在《倚天屠龍記》裡，張無忌握住張三豐的手傳功過去時，張三豐愣了一下，心想：「此人內功之深厚精純，除了吾師覺遠上人及我之外，當世想不出還有第二人……」

上述這段情節許多人都十分耳熟能詳，但是否注意到，故事中所講述這三人代表的是「內功」之深厚精純，而不是「氣功」？

何為「內功」？與「氣功」又有何不同？

的確，一般人很容易將內功跟氣功混為一談，事實上這兩者是不一樣的，但練內功卻也不能偏廢氣功，因為氣功、內功是相輔相成的。

現在我們明白了「氣功」就是人的呼吸透過肢體活動來平衡身體的陰陽、鍛鍊舒暢十二經脈，以強固身體的健康，而再深層的鍛鍊與追求，必須以身、意、氣來促使內臟運動的功夫就是「內功」。

至於「內功」與「氣功」的差異？

簡單地說，就在於「轉化」。

氣吸入丹田後，如果沒有轉化，就只能稱「氣功」。

若將人吃的食物、轉化的氣，運用丹田呼吸，轉化成內在的能量，促使平常無法隨意運動的五臟六腑、奇經八脈作動起來，進而透過穴道的運行接通天電地磁，達到強化內分泌和血液的循環，新陳代謝通暢，自然精氣神充足，青春常駐，這樣的轉化功法就是「內功」。

梅花門的內功養生法

想要練好內功，其實並非只是運用身、意、氣來驅動體內的經脈、氣血與臟腑而已，這樣就太將內功過度神話了，要知道如果沒有外在肢體配合，將之發揮出來，反而會把自己弄傷，所以各門各派在內功的練習上，都會內外兼修，才能起到強身、美身、延年益壽之效。

梅花門的內功修練亦是如此。

在熟練梅花門的氣功之後，開始進入內功的入門練習，同樣的，也是由內而外一步步循序漸進地練習──

從「龜鶴調息」功法開始練習氣到丹田的轉化，再進一步排打丹田排除穴道與經脈的滯塞，接著進入內壯功法「五行動功禪」，最後才修練外壯功法「金剛八法」，並且以「收功」做整套內功養生功法的總結與養護。

➔ 內功養生功法第 1 式：龜鶴調息
──氣到丹田的轉化

一般以功法來說，氣到丹田未經轉化，仍屬氣功模式，並無法達到返老還童之模式。

這就好比食物與人之間的關係鏈結一樣，當人將食物吃到肚子裡以後，需要經過消化，才能轉成身體所需之能量。

龜鶴調息就是透過揉腹的方式，在氣到丹田後進一步將其轉化成能量，以滋補細胞的損耗和提升細胞再生之效能。揉到功夫深了，丹田即可隨著意念轉動，不用再靠手來轉動，所以到最後丹田即能自轉，隨時隨地轉化能量來滋補自身了。

→ 內功養生功法第 2 式：排打丹田
──氣壯丹田

在確實練習了氣到丹田的功法之後，接著就要透過排打來壯實丹田氣，並將丹田氣擴充至全身四肢百骸，衝破阻塞的穴道及經脈，達到身體與天地間融合為一和延年益壽之功效。

這個修練的道理與天文現象很相似，宇宙之所以會擴大且生生不息，主要來自宇宙的爆炸，而人體其實也是一個小宇宙，丹田就是這個小宇宙的起源及中心，「排打丹田」的作用和「宇宙爆炸」有異曲同工之妙，透過排打，除了壯丹田氣外，會使丹田內的氣體產生力量引導，滲透入身體內部活絡循環，同時有利於腎上腺的激發，對男性有補精之益，對女性則有補血之能，精血飽滿，自然活力充沛！

排打丹田有如此多的好處，但在練習時不能馬上排打，必須經過正確的練氣後才能排打，尤其是初學者或久未練氣的朋友更要謹記！這也正是梅花門無數先哲不厭其煩的叮嚀：「無氣莫排打！」硬要排打將會傷筋折骨兼內傷，不得不慎！

→ 內功養生功法第 3 式：五行動功禪
──內壯功

雖然龜鶴調息及排打丹田已經有調理到內在，但更細微的五臟調理則須用丹田呼吸，加上五音來共鳴內臟，同時搭配五個伸展動作拉扯五臟，以達到內臟的共振，進而排除掉更多內臟的雜質。練習完此功法後，五臟將變得更強壯，更能進行每個臟器所該達到的任務。

天地有五行──木、火、土、金、水；人體也有五行──肝、心、脾、肺、腎，梅花門的「五行動功禪」即是以此為根基，配合中醫養

生的吐氣出聲法，而研創出對調理臟腑有絕佳奇效的內壯功法。簡單來說，「五行動功禪」就是以丹田呼吸為主，配合「噓、呵、呼、嘶、吹」五種獨特的吐音方法，同時輔以相應的肢體動作和意念來調整肝、心、脾、肺、腎等人體五大系統，乃至全身的氣脈運行，進而達到柔筋健骨、強壯臟腑、調節心理等強身健體、養生康健的目的。

● 五音與人的關係

根據氣功、中醫、古韻學等相關文獻和專家的考證和研究，證明「噓、呵、呼、嘶、吹」這五個偏旁都是「口」的字，所表示的是人的五種特定狀態。以「噓字訣」為例：人們在剛結束一個非常有壓力的工作之後，會本能地長「噓」一口氣，這樣做可以紓解胸中的鬱悶，讓人感到輕鬆和愉快。

需要特別說明的是，字訣的吐音僅靠國語和漢語拼音來進行，其實沒什麼健身養生的效果，必須要找到特定狀態下的特定口型和氣息才能真正踏入健身養生之門。而「讀音」、「口型」與「氣息」的學習步驟是——先校正讀音，以規範正確的口型，然後用規範的口型來控制體內氣息的出入，隨氣息出入的粗細、大小和部位的不同，其相應調節臟腑部位的氣機也就不同。

關於五字的讀音，由於明清以前沒有統一的漢字注音方法，讀音主要靠已知的字音互切說明，於是人們對五字訣的發音意見歧異，經常出現「同字不同音」、「同音不同字」的現象，後來經深入分析研究發現——

噓（xu）：正好為「牙音」，五行屬「木」，對應「肝、膽」。

呵（he）：正好為「舌音」，五行屬「火」，對應「心」。

呼（hu）：正好為「喉音」，五行屬「土」，對應「脾」。

嘶（si）：正好為「齒音」，五行屬「金」，對應「肺」。

吹（chui）：正好為「唇音」，五行屬「水」，對應「腎」。

這些五行五音五臟對應關係的研究，符合傳統中醫理論，因此在字的臟腑對應上，「噓－肝、呵－心、呼－脾、嘶－肺、吹－腎」是合理而規範的。

→ 內功養生功法第 4 式：金剛八法 ——外壯功

梅花門的先哲有云：「氣到丹田膽力壯，膽大力壯練金剛！」因此在梅花門的內功養生功法中，「五行動功禪」是以壯五臟為主，「金剛八法」則是以鍛鍊筋肉為主。因為內臟強化了，外在的筋肉若沒有跟著強化，一樣會變成陰陽不調，所以要跟著由外在的鍛鍊，讓身體達到剛韌無比，內外具圓，保命長生，才是練氣的宗旨。

而且練習內功之後，沒有把它導引至外面的骨骼與肌肉，雖然會變得健康，但氣沒有外發，人會變鈍鈍的，所以在習武的過程中，師父絕對嚴禁我們只修外不修內，或只是修內不修外。

金剛八法既然定位於外壯功，長期練習之後，除筋骨與肌肉強化了，全身抗擊力也會變得相當驚人，這也是外壯功的附加功效。

→ 內功養生功法第 5 式：收功

確實練習過前面四式內功養生功法之後，我們的氣經過丹田轉化成能量，運轉了全身奇經八脈及十二經脈穴道，除了經脈穴道已暢通無阻，能量也因去蕪存菁而越來越精純，所以須做此宛如「收心操」的功法，把釋放至全身的能量，透過意念及揉腹的方式，逆轉經脈，將精純的能量收回至丹田，如此一來，不但能滋養丹田，慢慢集結成丹，且功力會越來越強，人也會越來越年輕。

梅花門的內功養生功法

龜鶴調息、排打丹田、五行動功禪、金剛八法、收功

練習完梅花門氣功，體驗箇中奧妙之後，接著要進入梅花門的內功養生功法。對於初接觸的朋友而言，應從入門的深度「龜鶴調息」來揉腹，接著「排打丹田」以落實氣壯丹田，才進入更為深度的訓練——梅花門的內壯功「五行動功禪」及外壯功「金剛八法」，最後以「收功」將整套訓練所釋放出的能量做一收回與潤澤。

切記，練習要循序漸進，**龜鶴調息→排打丹田→五行動功禪→金剛八法→收功**，才會事半功倍，健身又強身！

龜鶴調息

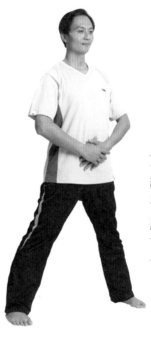

1

雙腳打開，腳板內緣與肩膀同寬。雙手虎口交疊放在肚臍，男生左手在下，女生右手在下。

動作重點

雙手虎口交疊置於肚臍上，由於男生氣走左邊，女生氣走右邊，因此，男生應左手在下，女生則右手在下。吸氣下蹲時，膝蓋不可超過腳趾頭，十字韌帶才不會受傷。切記！揉到最後是酸手臂，不是酸肩膀。酸肩膀就是有聳肩，氣會上浮，易致傷身。

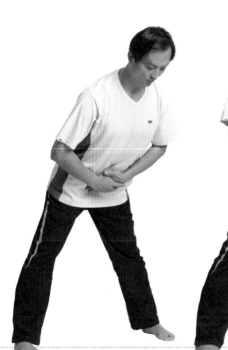

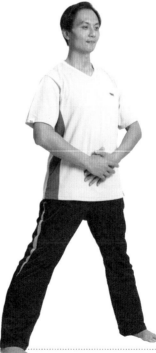

2

吐氣時身體前傾，吐完氣後身體回正。

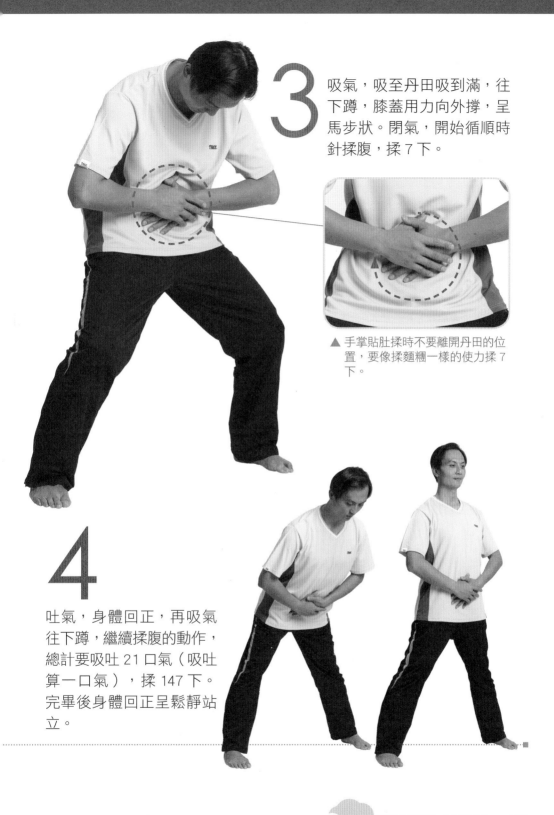

3

吸氣，吸至丹田吸到滿，往下蹲，膝蓋用力向外撐，呈馬步狀。閉氣，開始循順時針揉腹，揉 7 下。

▲ 手掌貼肚揉時不要離開丹田的位置，要像揉麵糰一樣的使力揉 7下。

4

吐氣，身體回正，再吸氣往下蹲，繼續揉腹的動作，總計要吸吐 21 口氣（吸吐算一口氣），揉 147 下。完畢後身體回正呈鬆靜站立。

排打丹田

動作重點

此功法可衝開淤塞的經脈及穴道，但切記要量力而為，無氣莫排打。正確的排打不會造成瘀青、紅腫及疼痛，反而會覺得很舒服。排打時，手掌要微彎。剛開始若氣不夠，不一定要打到7下才吐氣回正，7下只是個平均數，可視個人狀況調整。

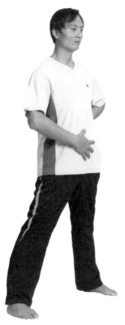

1 兩腳打開，腳內緣與肩同寬，左手插腰，右手搭在小腹，虎口對準肚臍。

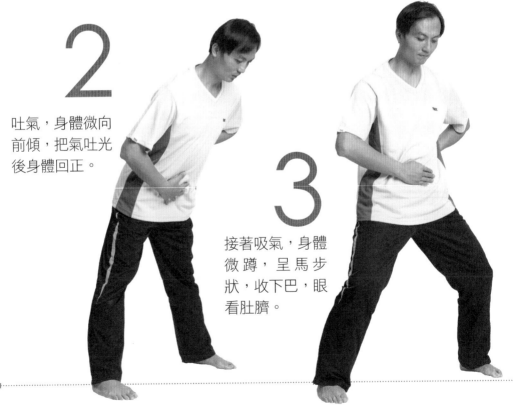

2 吐氣，身體微向前傾，把氣吐光後身體回正。

3 接著吸氣，身體微蹲，呈馬步狀，收下巴，眼看肚臍。

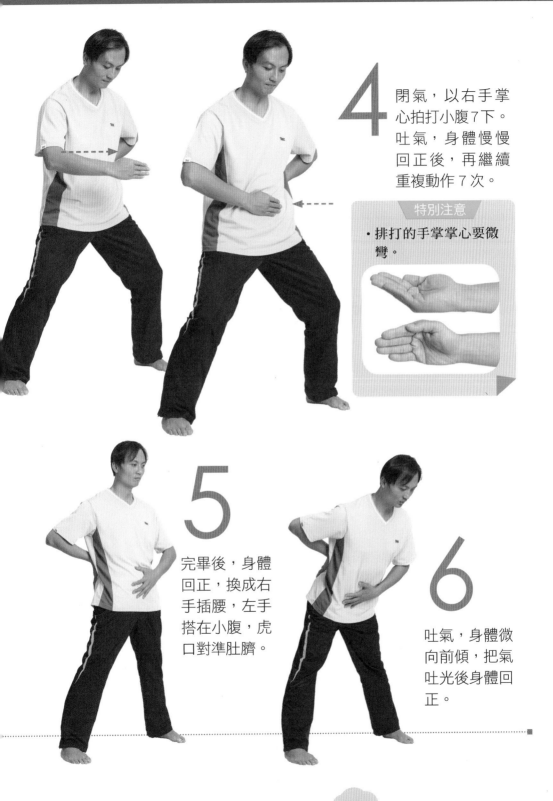

4

閉氣,以右手掌
心拍打小腹7下。
吐氣,身體慢慢
回正後,再繼續
重複動作7次。

特別注意

‧排打的手掌掌心要微
彎。

5

完畢後,身體
回正,換成右
手插腰,左手
搭在小腹,虎
口對準肚臍。

6

吐氣,身體微
向前傾,把氣
吐光後身體回
正。

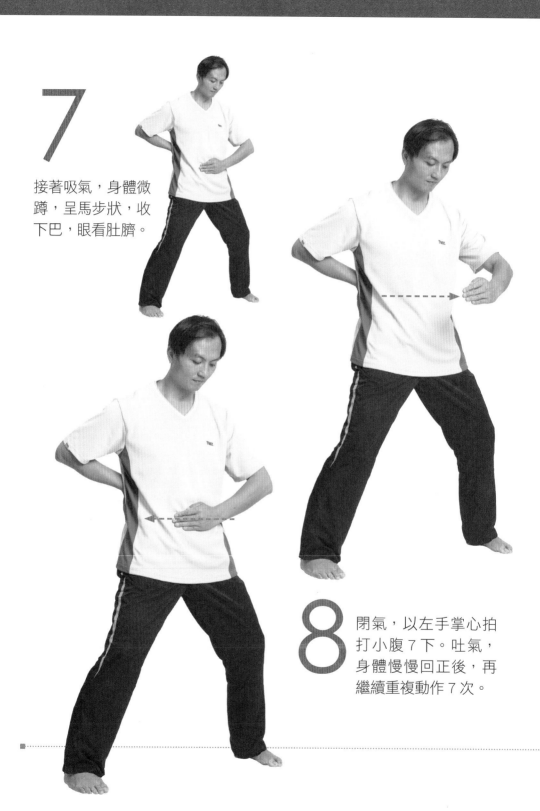

7 接著吸氣，身體微蹲，呈馬步狀，收下巴，眼看肚臍。

8 閉氣，以左手掌心拍打小腹7下。吐氣，身體慢慢回正後，再繼續重複動作7次。

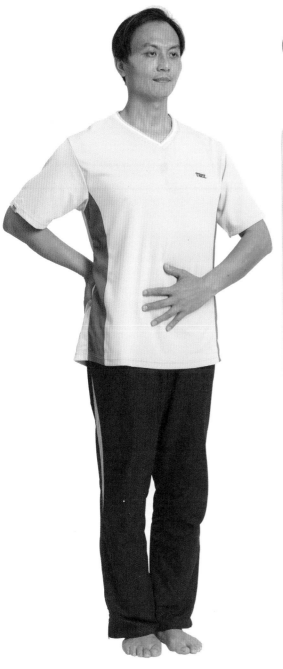

9

所有動作完畢後，身體回正，雙腳收回、併攏站立。

排打丹田進階版

· 當練習一段時間後，丹田的氣壯實了，可以改用拳頭來排打丹田。

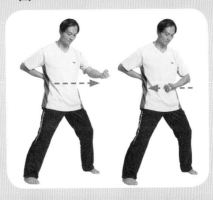

· 用拳頭來排打丹田時，拳頭的虎口要向外。

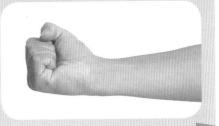

五行動功禪 ❶
─肝功─
「噓」，弓步

以前面的揉腹及轉化之氣來練五臟功（即「五行動功禪」），功法的練習順序並非一成不變，可依不同的修練目的而有所更變。對一般人及初學者而言，主要有「保養身體」與「緩解疼痛，提高五臟功能」兩大需求，在五行動功禪的修練順序上就有所不同。

以「保養身體」為主要目的，應以五行相生的順序──噓、呵、呼、嘶、吹來修練。

以「緩解疼痛，提高五臟功能」為主要目的，應以五行相剋的順序──呵、嘶、噓、呼、吹來習練。

1

兩腳併攏，左手插腰，右手搭在小腹，虎口對準肚臍，吐氣，吸氣。

發聲重點

噓字為「牙音」，發聲吐氣時，嘴角後引，牙齒上下平對，中留縫隙，牙齒與舌宜有空隙，發聲吐氣時，氣從牙齒間、舌兩邊的空隙中呼出體外。

有效調理

此功法對於肝鬱或肝陽上亢所致的眼疾、頭痛，以及肝風內動引起的面肌抽搐、眼歪嘴斜等有緩解之功能。

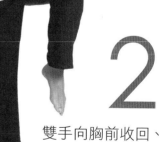

2

雙手向胸前收回、五指併攏、掌心向上，左腳舉起呈金雞獨立的姿勢。

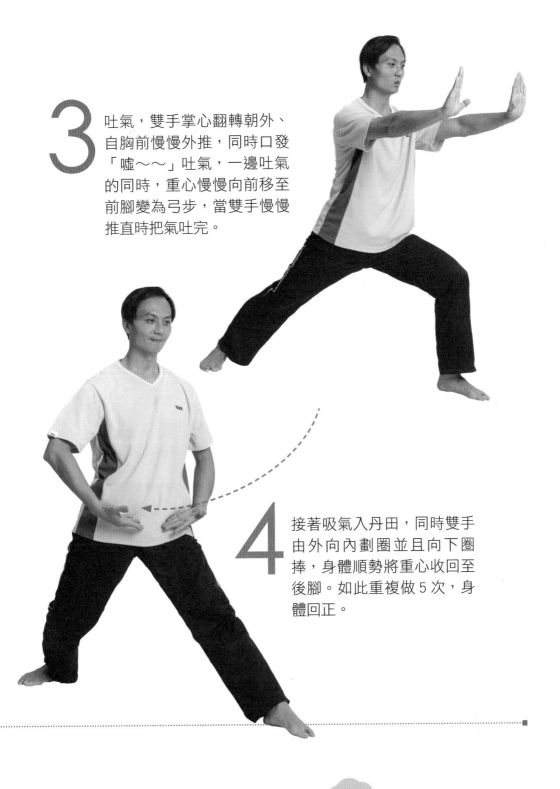

3 吐氣，雙手掌心翻轉朝外、自胸前慢慢外推，同時口發「噓～～」吐氣，一邊吐氣的同時，重心慢慢向前移至前腳變為弓步，當雙手慢慢推直時把氣吐完。

4 接著吸氣入丹田，同時雙手由外向內劃圈並且向下圈捧，身體順勢將重心收回至後腳。如此重複做 5 次，身體回正。

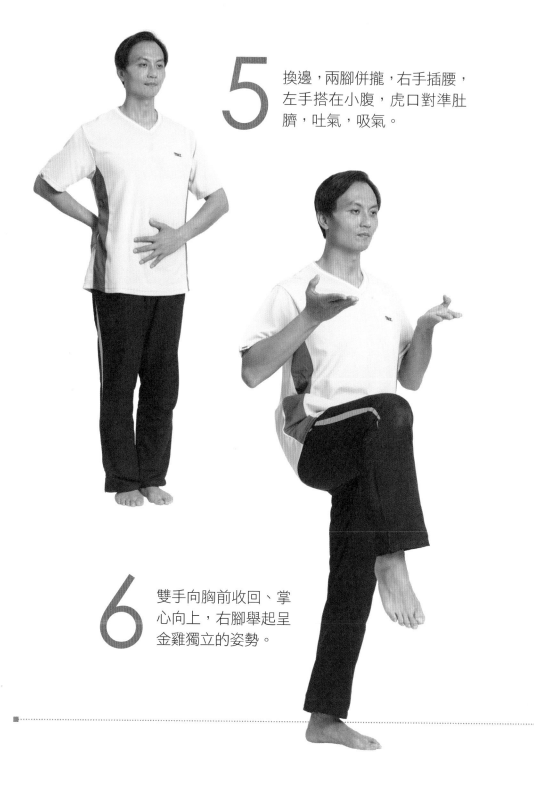

5 換邊，兩腳併攏，右手插腰，左手搭在小腹，虎口對準肚臍，吐氣，吸氣。

6 雙手向胸前收回、掌心向上，右腳舉起呈金雞獨立的姿勢。

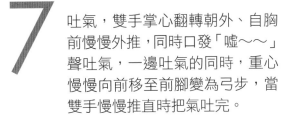

7

吐氣，雙手掌心翻轉朝外、自胸前慢慢外推，同時口發「噓～～」聲吐氣，一邊吐氣的同時，重心慢慢向前移至前腳變為弓步，當雙手慢慢推直時把氣吐完。

特別注意

- 當手指向上、吐氣外推時，十指會麻麻脹脹的充滿氣感，練習一段時間之後，會發現聲音能與你的臟腑產生共鳴。

- 動作時，手掌一定要4根手指併攏、大拇指扣起來，才會更有效果。

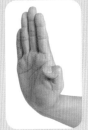

8

接著吸氣入丹田，同時雙手由外向內劃圈並且向下圈捧，身體順勢將重心收回至後腳。如此重複做 5 次後，身體回正，準備繼續做下一個功法動作。

五行動功禪 ❷
—心功—
「呵」，弓步

1 兩腳併攏，左手插腰，右手搭在小腹，虎口對準肚臍，吐氣，吸氣。

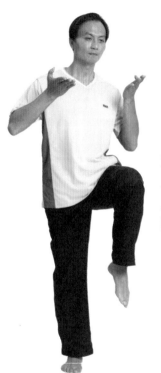

2 雙手向胸前收回、五指併攏、掌心向上，左腳舉起呈金雞獨立的姿勢。

發聲重點
呵字為「舌音」，發聲吐氣時，舌頭上拱，舌邊輕貼上顎，氣自舌與上顎之間緩緩呼出體外。

有效調理
此功法對心神不寧、心悸怔忡、失眠多夢有一定的幫助。

3 吐氣，雙手掌心翻轉朝外、自胸前外推，同時口發「呵～～」聲吐氣，吐氣的同時重心向前移至前腳變為弓步。

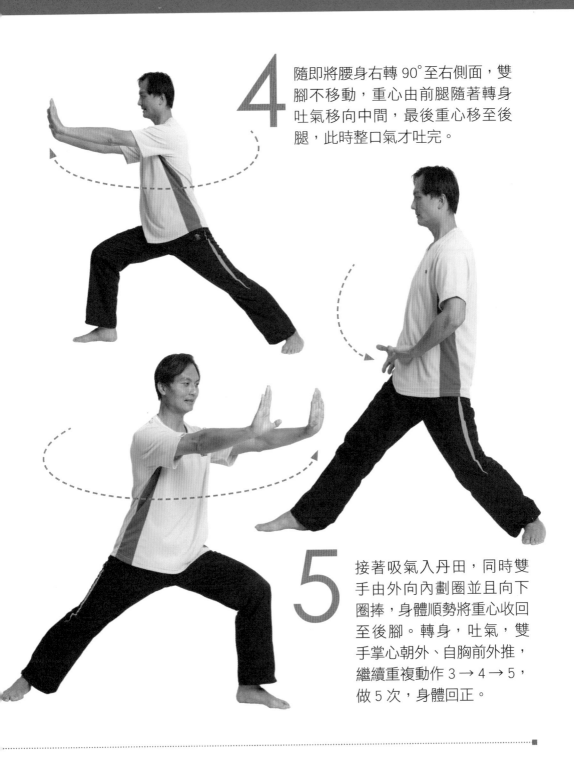

4 隨即將腰身右轉 90°至右側面，雙腳不移動，重心由前腿隨著轉身吐氣移向中間，最後重心移至後腿，此時整口氣才吐完。

5 接著吸氣入丹田，同時雙手由外向內劃圈並且向下圈捧，身體順勢將重心收回至後腳。轉身，吐氣，雙手掌心朝外、自胸前外推，繼續重複動作 3 → 4 → 5，做 5 次，身體回正。

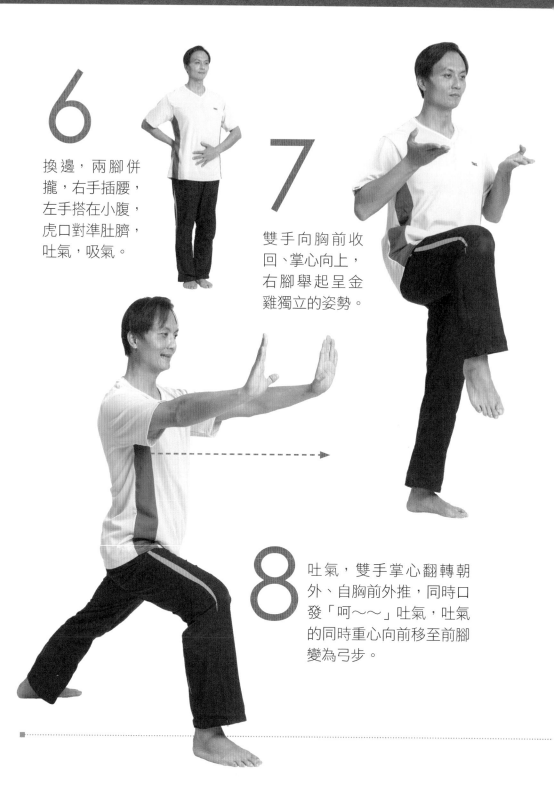

6 換邊，兩腳併攏，右手插腰，左手搭在小腹，虎口對準肚臍，吐氣，吸氣。

7 雙手向胸前收回、掌心向上，右腳舉起呈金雞獨立的姿勢。

8 吐氣，雙手掌心翻轉朝外、自胸前外推，同時口發「呵～～」吐氣，吐氣的同時重心向前移至前腳變為弓步。

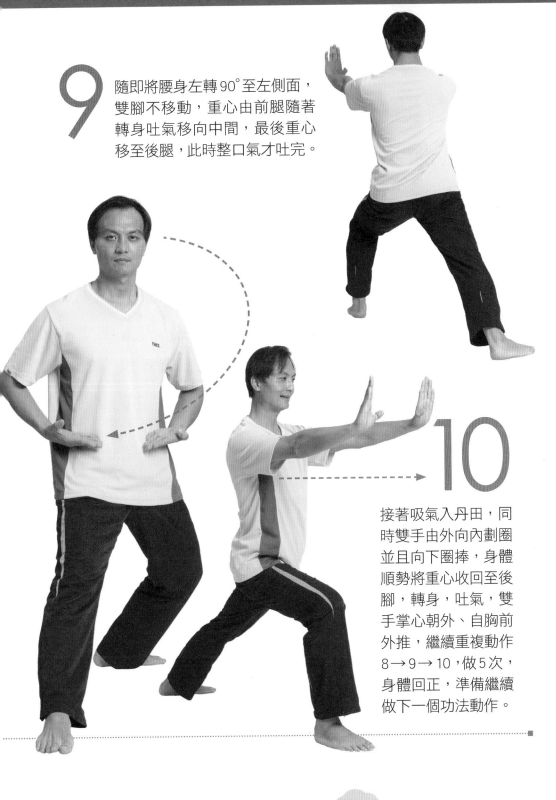

9 隨即將腰身左轉90°至左側面，雙腳不移動，重心由前腿隨著轉身吐氣移向中間，最後重心移至後腿，此時整口氣才吐完。

10 接著吸氣入丹田，同時雙手由外向內劃圈並且向下圈捧，身體順勢將重心收回至後腳，轉身，吐氣，雙手掌心朝外、自胸前外推，繼續重複動作8→9→10，做5次，身體回正，準備繼續做下一個功法動作。

五行動功禪 ❸
—脾胃功—
「呼」，弓步＋獨立步

1

兩腳併攏，右手置於小腹上，虎口對準肚臍，左手自然下垂，吐氣，吸氣。

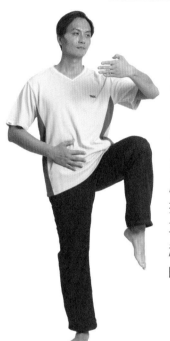

2

吸氣，左手向胸前收回、五指併攏、掌心朝內，左腳舉起呈金雞獨立的姿勢。

發聲重點

呼字為「喉首」，發聲吐氣時，舌兩側上捲，雙唇噘圓，在口腔中形成一股中間氣流，經噘圓的口唇呼出體外。

有效調理

此功法對脾虛及消化不良有幫助。

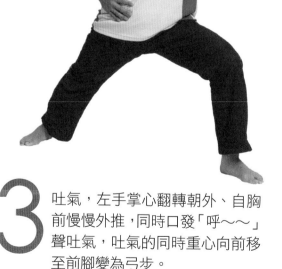

3

吐氣，左手掌心翻轉朝外、自胸前慢慢外推，同時口發「呼～～」聲吐氣，吐氣的同時重心向前移至前腳變為弓步。

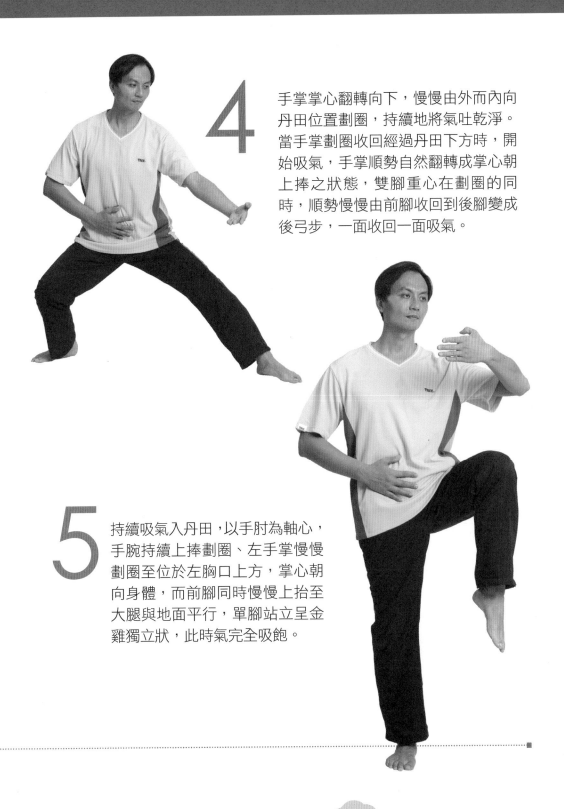

4 手掌掌心翻轉向下，慢慢由外而內向丹田位置劃圈，持續地將氣吐乾淨。當手掌劃圈收回經過丹田下方時，開始吸氣，手掌順勢自然翻轉成掌心朝上捧之狀態，雙腳重心在劃圈的同時，順勢慢慢由前腳收回到後腳變成後弓步，一面收回一面吸氣。

5 持續吸氣入丹田，以手肘為軸心，手腕持續上捧劃圈、左手掌慢慢劃圈至位於左胸口上方，掌心朝向身體，而前腳同時慢慢上抬至大腿與地面平行，單腳站立呈金雞獨立狀，此時氣完全吸飽。

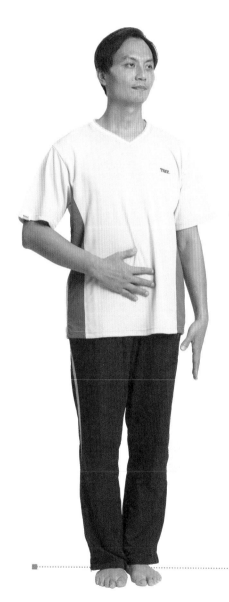

6 吐氣，將左手掌心向
外推，繼續重複動
作 3 → 4 → 5 → 6，
做 5 次。

7 做完左邊的 5 次「呼」功，在
最後一次金雞獨立的姿勢後，
吐氣，雙手由外向內劃圈並且
向下圈捧，前腳也慢慢收回。
將身體順勢回正，停留做丹田
呼吸 1～2 次後，換邊做 5 次，
再準備下一個功法的動作。

五行動功禪 ❹
—肺功—
「嘶」，馬步＋雲手

1

雙腳站成右弓步，吐氣，吸氣，雙手手掌相對、左上右下，猶如胸腹之間捧有一粒球。

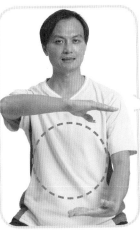

▲ 雙手掌心要對掌心，要如手中抱一球，即類似太極之雲手。

發聲重點

嘶字為「齒音」，發聲吐氣時，上下門牙對齊閉合但略留夾縫，舌尖輕抵下齒，氣從齒間呼出體外。

有效調理

此功法對舒緩喘息有幫助。

特別注意

・手一定要4根手指併攏，大拇指扣起來。

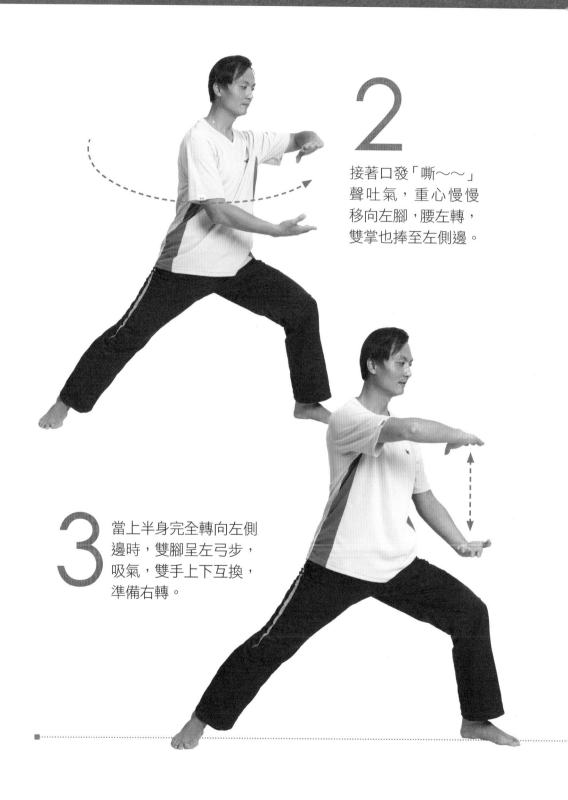

2

接著口發「嘶～～」
聲吐氣，重心慢慢
移向左腳，腰左轉，
雙掌也捧至左側邊。

3

當上半身完全轉向左側
邊時，雙腳呈左弓步，
吸氣，雙手上下互換，
準備右轉。

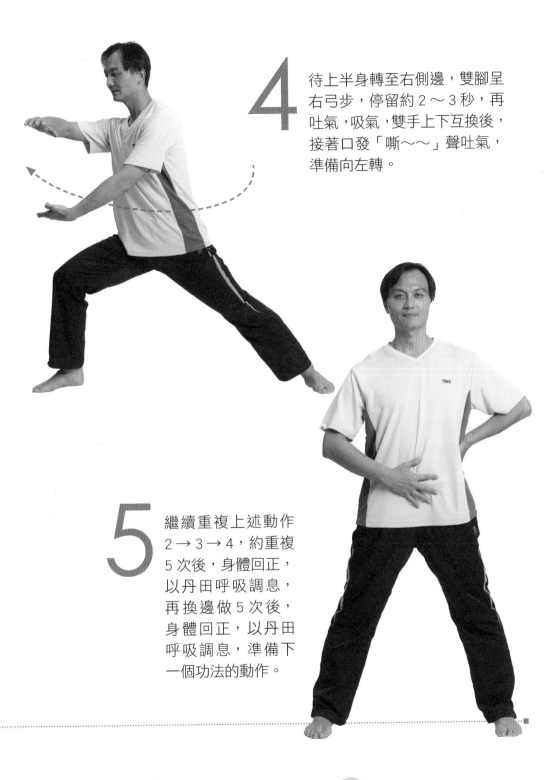

4 待上半身轉至右側邊，雙腳呈右弓步，停留約 2 ～ 3 秒，再吐氣，吸氣，雙手上下互換後，接著口發「嘶～～」聲吐氣，準備向左轉。

5 繼續重複上述動作 2 → 3 → 4，約重複 5 次後，身體回正，以丹田呼吸調息，再換邊做 5 次後，身體回正，以丹田呼吸調息，準備下一個功法的動作。

五行動功禪 ❺
—腎功—
「吹」，弓步

1

吐氣，吸氣，雙腳併攏，左手自然下垂，右手搭在小腹。

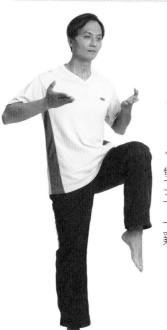

2

雙手向胸前收回、五指併攏、掌心向上，左腳舉起呈金雞獨立的姿勢。

發聲重點

吹字為「唇音」，發聲吐氣時，兩唇向兩側拉開收緊，上下牙齒相對，氣從喉間發出，從舌兩邊繞舌下，經兩唇間緩緩呼出體外。

有效調理

此功法對腎虛補腎有一定幫助。

3

接著口發「吹～～」聲吐氣，同時左右手向前平伸（雙掌向下、手指微張、向前伸直），左腳也向前跨出變成弓步。

4 隨即腰身右轉 90°至右側面，重心則由前腿隨著轉身慢慢移向中間，最後重心落於後腿，此時整個氣才吐完。

5

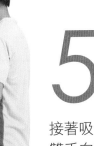

接著吸氣入丹田，雙手向下劃圈呈上捧狀，身體同時慢慢轉回正面。

6 重複 2→3→4→5 的動作，循環 5 次後，身體完全回正，再換邊（左轉 90°）做 5 次。完成後將身體回正（如動作 1），即完成「五行動功禪」的所有功法。

金剛八法 ❶
古樹盤根

金剛八法動作重點

以鍛鍊筋肉為主的「金剛八法」，係由須循序練習的8組功法所構成，以拉筋、排打為主：三個閉氣排打、四個拉筋、一個甩掌。這8組功法都要以丹田呼吸來練習，而且剛開始練習時，不論排打或拉筋皆務必量力而為，只要動作做標準了，慢慢就能做到如書中示範或所講述的程度。切不可求好心切而勉強練習，才不會傷了自己猶不自知！

1

身體轉向右邊站直，兩腳併攏，腳掌打開超過 100°，左手插腰，右手虎口貼肚臍，吸氣，吐氣。

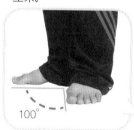

100°

2

吸氣，雙手向內收回至胸前，手掌朝上、指尖對齊。

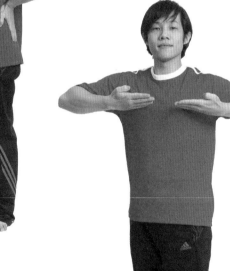

動作重點

雙手下壓時最好都能觸地，但切記不要太勉強，務必量力而為。

有效調理

此功法能強化腳掌的力量及拉膽經。

3

隨即雙手手掌翻轉朝下，往左
腳側邊緩緩下壓，同時口發
「噓～～」聲吐氣。

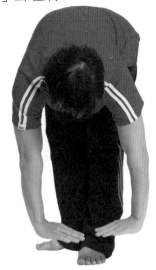

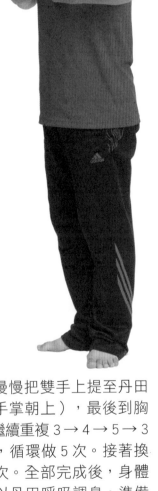

4

氣吐完時，正好轉
至右腳腳尖。

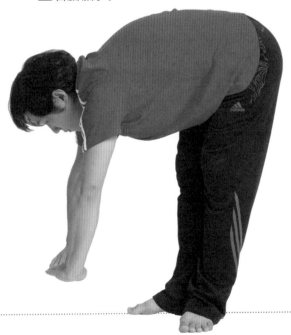

5

吸氣，慢慢把雙手上提至丹田
位置（手掌朝上），最後到胸
前，再繼續重複 3 → 4 → 5 → 3
的動作，循環做 5 次。接著換
邊做 5 次。全部完成後，身體
回正，以丹田呼吸調息，準備
下一個功法的動作。

金剛八法 ❷ 海底撈月

動作重點

雙手下壓時最好都能觸地，但切記不要太勉強，務必量力而為。雙腳打開時，腳掌略呈內八，不可變成外翻。

有效調理

此功法能鬆腰及拉內側肝經。

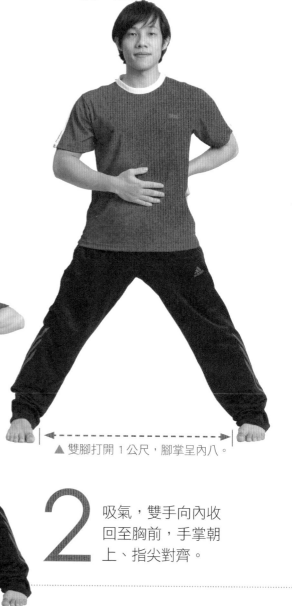

1 雙腳打開約 1 公尺寬，腳掌呈內八。左手插腰，右手置於小腹，虎口在肚臍上，吸氣，吐氣。

▲ 雙腳打開 1 公尺，腳掌呈內八。

2 吸氣，雙手向內收回至胸前，手掌朝上、指尖對齊。

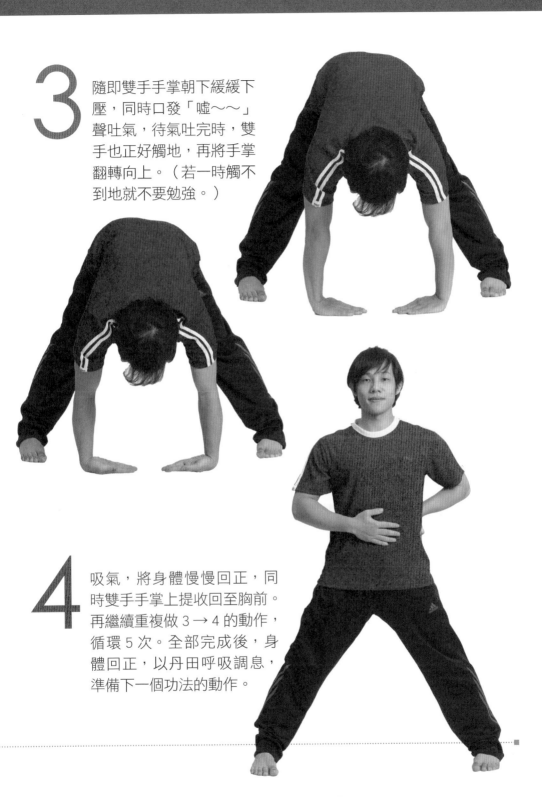

3 隨即雙手手掌朝下緩緩下壓，同時口發「噓～～」聲吐氣，待氣吐完時，雙手也正好觸地，再將手掌翻轉向上。（若一時觸不到地就不要勉強。）

4 吸氣，將身體慢慢回正，同時雙手手掌上提收回至胸前。再繼續重複做 3 → 4 的動作，循環 5 次。全部完成後，身體回正，以丹田呼吸調息，準備下一個功法的動作。

金剛八法 ❸
氣壯丹田

1

雙腳打開，腳掌平行，左手插腰，右手置於小腹，虎口在肚臍上。

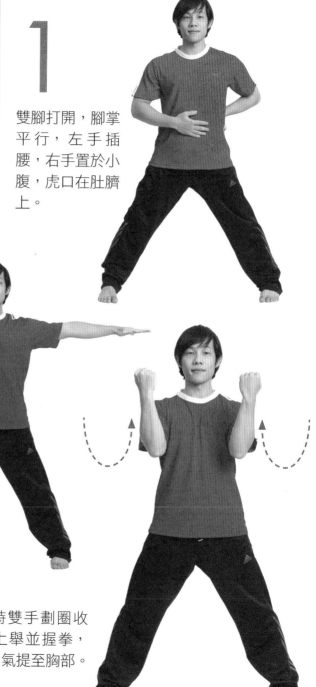

動作重點

排打時務必注意自己的承受力，使力不要太重。

有效調理

此功法能強化胸肌抗擊力，肺的排打可使氣再回到丹田。

2

吐氣，同時雙手向兩旁伸展。

3

吸氣，同時雙手劃圈收回至胸前上舉並握拳，並且把丹田氣提至胸部。

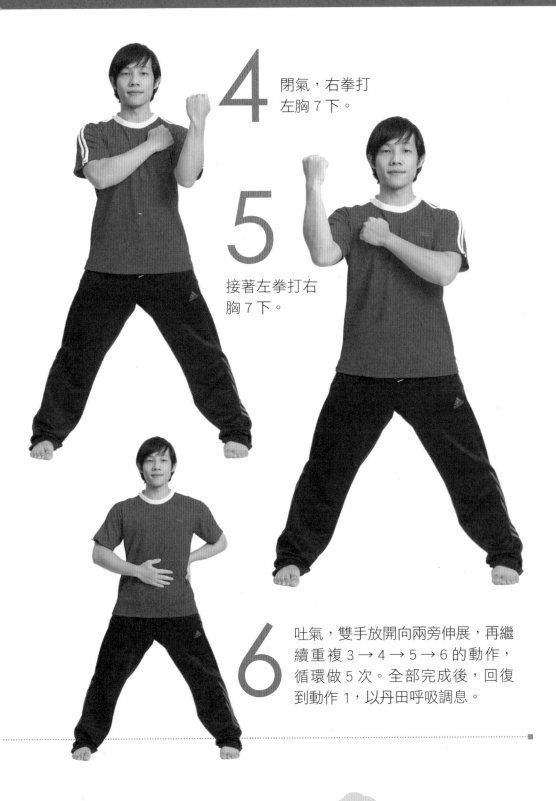

4 閉氣，右拳打左胸 7 下。

5 接著左拳打右胸 7 下。

6 吐氣，雙手放開向兩旁伸展，再繼續重複 3 → 4 → 5 → 6 的動作，循環做 5 次。全部完成後，回復到動作 1，以丹田呼吸調息。

金剛八法 ④
羅漢托天

1

雙腳打開，腳掌平行，左手插腰，右手置於小腹，虎口在肚臍上。

2 吐氣，同時雙手向兩旁伸展。

動作重點

雙手上舉時一定要伸直，而且每次上舉都要吞口水至丹田。

有效調理

此功法是把氣提至頭頂，所以能提神醒腦，但怕氣太衝腦，故用雙手上舉分散衝頂的氣。

3 吸氣，雙手向下劃圈收回至丹田（掌心向上，手指併攏對齊）。

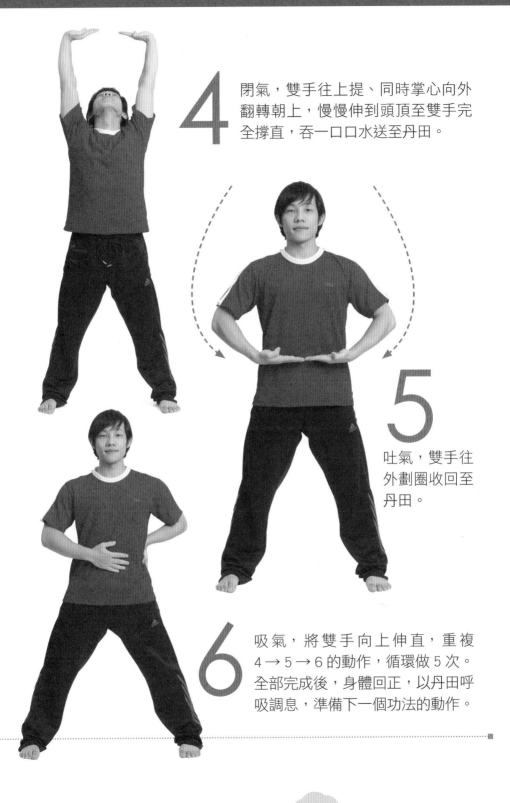

4 閉氣，雙手往上提、同時掌心向外翻轉朝上，慢慢伸到頭頂至雙手完全撐直，吞一口口水送至丹田。

5 吐氣，雙手往外劃圈收回至丹田。

6 吸氣，將雙手向上伸直，重複4→5→6的動作，循環做5次。全部完成後，身體回正，以丹田呼吸調息，準備下一個功法的動作。

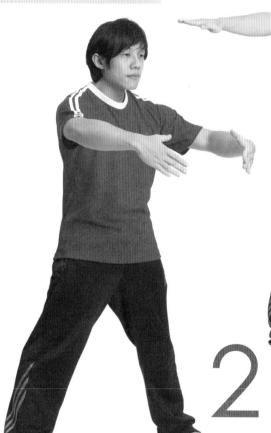

金剛八法 ❺
懷中抱月

1 鬆靜站立，腳掌平行。吐氣，雙手向兩旁伸展。

2 吸氣，雙手收回至胸前，如胸前抱著一輪圓月。

動作重點

雙手往後甩時一定要使力，並發出「呼」的音。

有效調理

此功法是用甩手來強化手的三陽脈與三陰脈，並有鼓盪發勁的作用。

3

然後雙手自然下壓至丹田
前方，立即用力往後甩出，
同時吐出「呼～～」的音。

▶ 手掌向後甩出時要用力，雙手
手指因為使力會微微撐開。

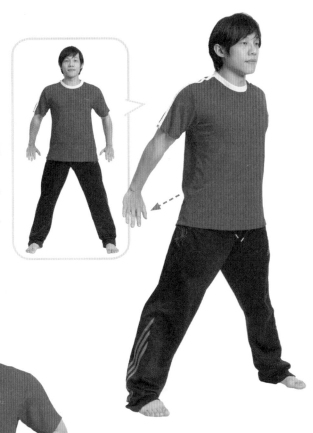

4

吸氣，將雙手收回至胸前，再繼
續重複做 3 → 4 → 3 的動作，循
環 5 次。全部完成後，身體回正
至鬆靜站立，一手插腰，一手置
於肚臍，以丹田呼吸調息，準備
下一個功法的動作。

金剛八法 ❻
金雞獨立

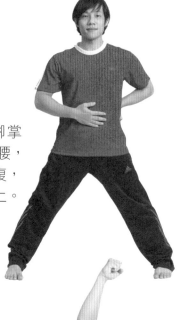

1

雙腳打開，腳掌平行，左手插腰，右手置於小腹，虎口在肚臍上。

2

吐氣，右手向右側伸展。

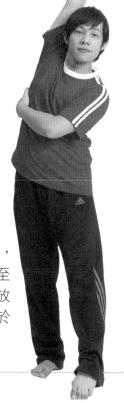

3

吸氣，右手伸至頭頂，呈握拳狀，左腳移至右腳腳尖前，重心放在右腳，左手掌置於右脅處。

動作重點

排打時需留意自己的承受力，不要以超過自己所能承受的力道來排打。

有效調理

此功法是強化兩脅下的抗擊力及肝經排打。

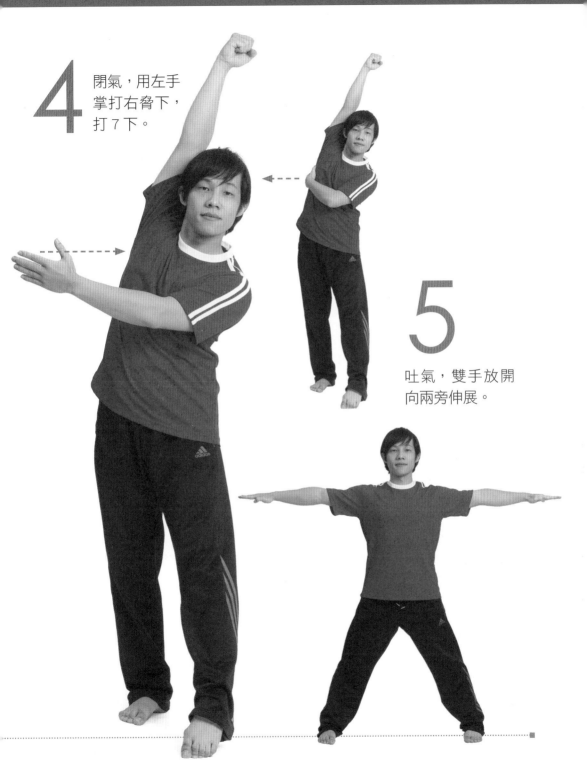

4 閉氣,用左手掌打右脅下,打7下。

5 吐氣,雙手放開向兩旁伸展。

6 吸氣，左手伸至頭頂，呈握拳狀，右腳移至左腳腳尖前，重心放在左腳，右手掌置於左脅處。

7 閉氣，用右手掌打左脅下，打 7 下。

8 重複動作 5 → 3 → 4 → 5 → 6 → 7 → 8，循環做 5 次。全部結束後，身體回正，以丹田呼吸調息，準備下一個功法的動作。

金剛八法 ❼ 犀牛望月

1

雙腳打開約1公尺，雙手五指抓成一個點，像鶴嘴般，雙臂宛如大鵬展翅，伸展至與耳朵齊高，吐氣，吸氣。

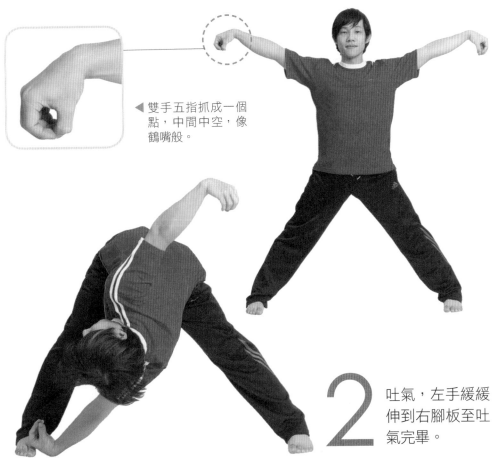

◀ 雙手五指抓成一個點，中間中空，像鶴嘴般。

2

吐氣，左手緩緩伸到右腳板至吐氣完畢。

動作重點

彎腰時，以自己能承受的程度為主，不要勉強而彎太低。

有效調理

此功法鍛鍊腰胯，並且把氣自丹田導向手指，對於延緩手腳老化有很大的幫助。

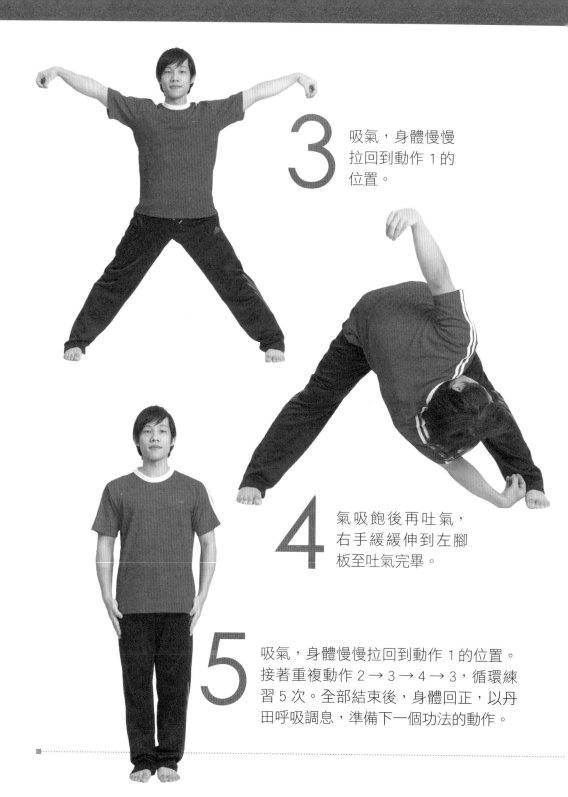

3 吸氣，身體慢慢
拉回到動作 1 的
位置。

4 氣吸飽後再吐氣，
右手緩緩伸到左腳
板至吐氣完畢。

5 吸氣，身體慢慢拉回到動作 1 的位置。
接著重複動作 2→3→4→3，循環練
習 5 次。全部結束後，身體回正，以丹
田呼吸調息，準備下一個功法的動作。

金剛八法 ⑧ 腎功排打

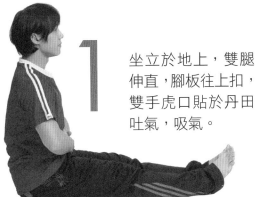

1 坐立於地上，雙腿伸直，腳板往上扣，雙手虎口貼於丹田吐氣，吸氣。

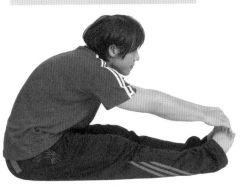

2 閉氣，身體往前壓，雙手抓腳尖。

動作重點

彎腰時，以自己能承受的程度為主，不要勉強而彎太低。

有效調理

此功法有助於壯實後腰的肌肉，並且能再一次強化腎功能，正所謂：「兩手扳足顧腰腎。」

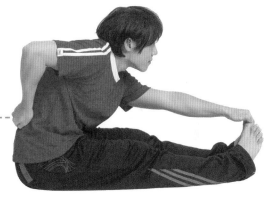

3 接著用左手抓左腳尖，右手掌打右腎處7下。

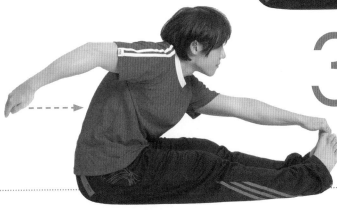

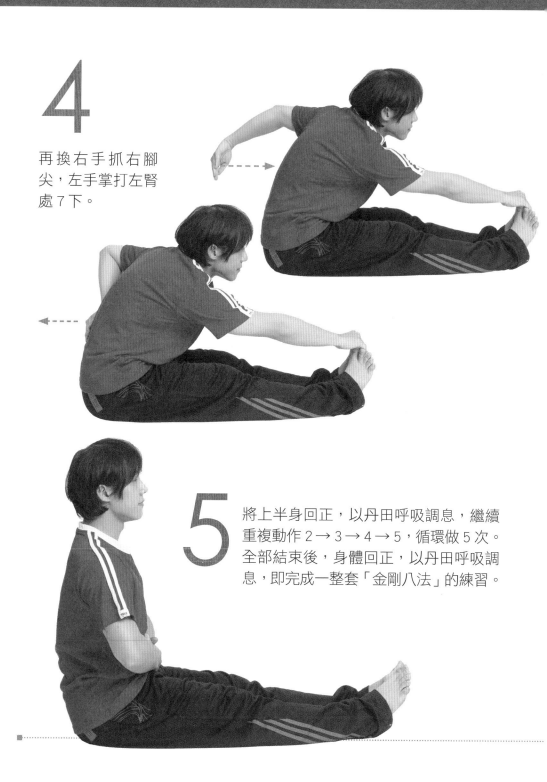

4

再換右手抓右腳
尖，左手掌打左腎
處 7 下。

5

將上半身回正，以丹田呼吸調息，繼續
重複動作 2→3→4→5，循環做 5 次。
全部結束後，身體回正，以丹田呼吸調
息，即完成一整套「金剛八法」的練習。

收 功

1

鬆靜站立，雙手虎口交疊放在肚臍，男生左手在下，女生右手在下。

動作重點

收功時，雙腳要打開，腳掌內緣與肩膀同寬，雙手虎口交疊於肚臍上，男生左手在下，女生右手在下，因為男生氣走左邊，女生氣走右邊。在做揉腹動作時，要吸氣下蹲，揉的時候無須閉氣。

2

吐氣，身體向前傾，吐完氣後身體慢慢回正，吸氣，至丹田吸滿氣，往下蹲 45°，開始循順時針方向揉腹，揉 108 下，揉的時候不用停止呼吸。

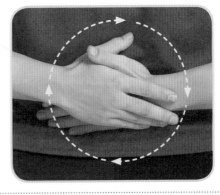

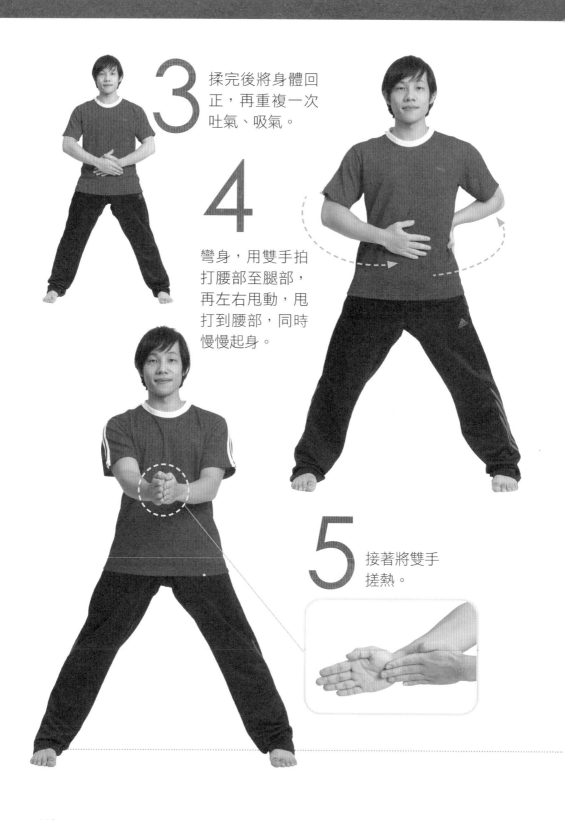

3 揉完後將身體回正，再重複一次吐氣、吸氣。

4 彎身，用雙手拍打腰部至腿部，再左右甩動，甩打到腰部，同時慢慢起身。

5 接著將雙手搓熱。

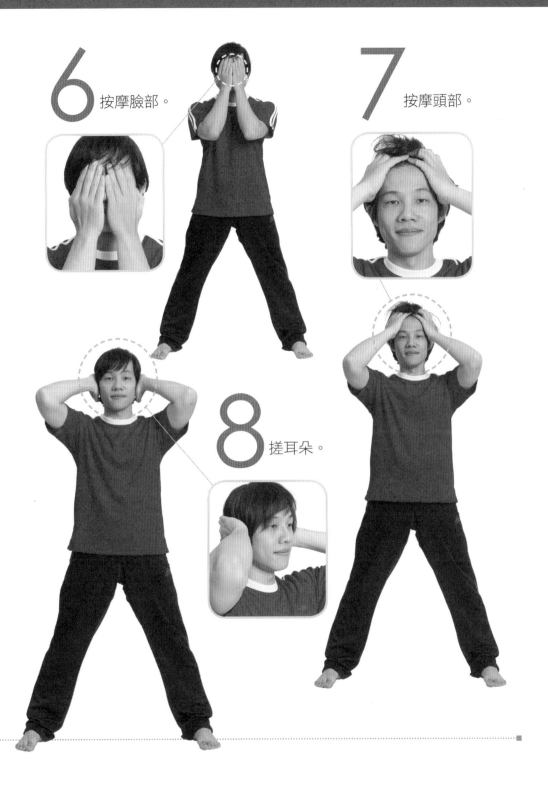

6 按摩臉部。

7 按摩頭部。

8 搓耳朵。

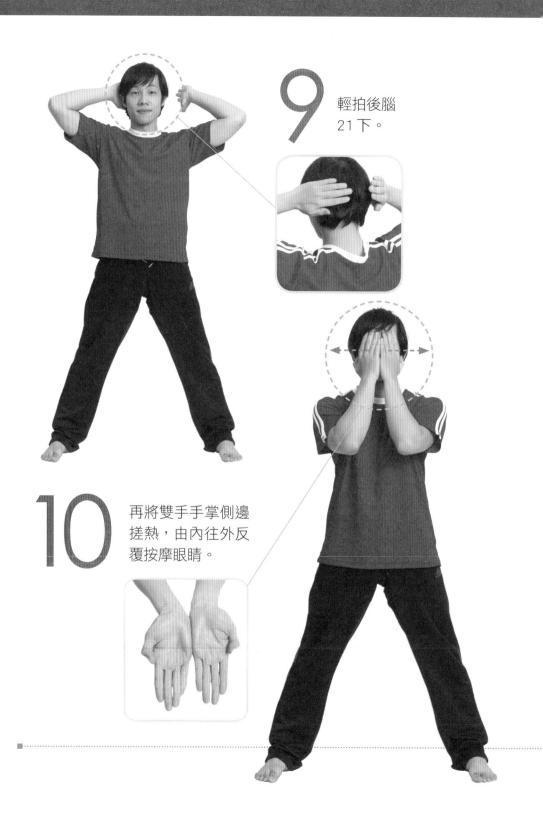

9 輕拍後腦
21下。

10 再將雙手手掌側邊
搓熱,由內往外反
覆按摩眼睛。

11

最後將雙手向身體兩側平伸，做深呼吸，由上往下劃圈，同時彎身再起身，即完成「收功」的動作。

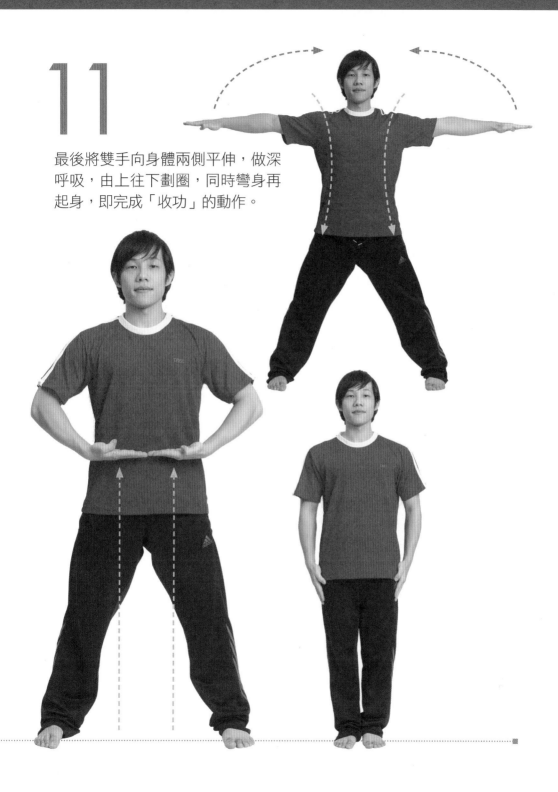

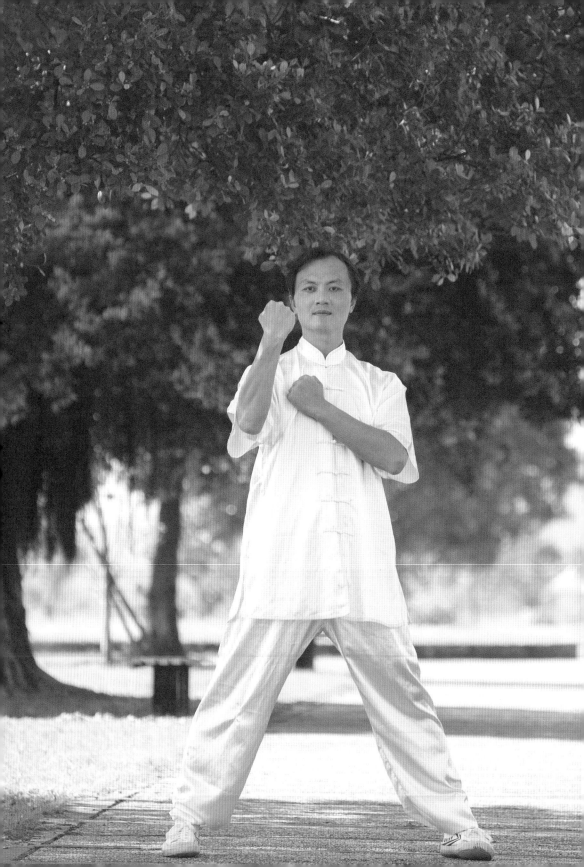

養護身心
第 4 堂課
緩解日常生活中
各種突發的不適症

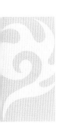

頭痛的緩解

【緩解之法】　轉頭軟頂式／金剛八法 - 羅漢托天
**　　　　　　指壓合谷穴／指壓足三里穴**

除了感冒或其他病痛所引起，現代人常常會莫名的頭痛、偏頭痛，尤其是上班族或是正值大考的學生們，往往因為用腦過度，導致頭暈目眩，頭痛欲裂！這些非疾病所致的頭痛，都是腦中缺氧的反應，主要癥結在於長時間久坐和姿勢不良，可以「轉頭軟頂式」、「羅漢托天」及指壓「合谷穴」、「足三里穴」來緩解。

→ 轉頭軟頂式

【原理】頸部的氣血是否暢通，不但關係著全身臟腑的運作，也與頭部的氣血流通有著密切關係。輕柔且緩慢的轉動頭部，可活絡頸部的筋脈，對於紓解頭部壓力有一定的幫助。

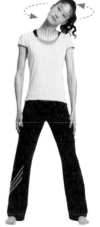

【做法】

1 鬆靜站立或端坐椅上，將頭頸先由左至右慢慢轉 10 圈。

2 再由右至左轉 10 圈。

【注意】

● 動作時，頸部要放軟，轉頭時頸部與肩身要保持最靠近距離，而且轉動的速度要越慢越好。

→ 金剛八法 - 羅漢托天

【原理】羅漢托天可把氣提至頭頂，能夠提神醒腦、緩解頭痛。

【做法】

1 雙腳打開，腳掌平行，左手插腰，右手置於小腹，虎口在肚臍上。

2 吐氣，同時雙手向兩旁伸展。

3 吸氣，雙手向下劃圈收回至丹田（掌心向上，手指併攏對齊）。再慢慢伸到頭頂至雙手完全撐直，吞一口口水送至丹田。

4 吐氣，雙手往外劃圈收回至丹田。

5 吸氣，將雙手向上伸直，重複3→4→5動作，循環做5次。全部完成後，身體回正，以丹田呼吸調息。

（詳細動作分解示範，可詳見本書第128、129頁）

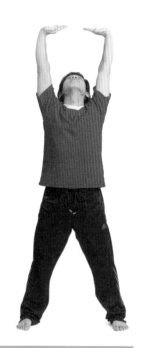

→ 穴道指壓——合谷穴、足三里穴

【原理】此二穴是中醫治療上兩大重要穴位，除可緩解頭痛之外，對許多的疼痛皆有其效用。

【正確的穴位】

● 合谷穴＝手背上，大拇指延伸而下與食指骨頭連接點前的凹陷處。

● 足三里穴＝膝蓋外側的凹窩往下約四指處。

【做法】

● 以大拇指指腹垂直按壓穴位，會有脹痛感，持續數次按壓直至頭部疼痛有所改善。

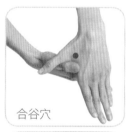

合谷穴

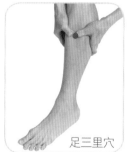

足三里穴

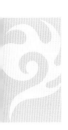

咳嗽、氣喘的緩解

【緩解之法】 五行動功禪-肺功／指壓魚際穴

「咳嗽」經常伴隨感冒而來，主要是呼吸系統出了問題所致，梅花門內壯功「五行動功禪」的「肺功」，能按摩並推動肺臟運作，對因肺虛而致的咳嗽與喘息有緩解作用。此外，按手太陰肺經上的魚際穴，也有助於宣肺解表與止咳平喘。

→ 五行動功禪-肺功──「嘶」，馬步＋雲手

【原理】嘶（si）為「齒音」，五行屬「金」，對應「肺」。發聲吐氣時，上下門牙對齊閉合但略留夾縫，舌尖輕抵下齒，氣從齒間呼出體外，對肺虛咳嗽與喘息等有舒緩之助。

【做法】

1 雙腳站成右弓步，吐氣，吸氣，雙手手掌相對、左上右下，猶如胸腹之間捧有一粒球。

2 接著口發「嘶～～」聲吐氣，重心逐漸移向左腿、腰左轉，雙掌捧出至左側邊後同時翻轉成右上左下。

3 當上半身完全轉向左側邊時，雙腳呈左弓步，吸氣，雙手上下互換，準備右轉。

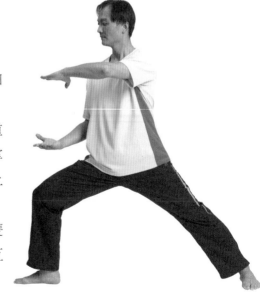

4 待右轉動作完成後，身體轉至右側邊，停留 2～3 秒，雙手手掌相對、左上右下，猶如胸腹之間捧有一粒球，接著口發「嘶～～」聲吐氣，重心逐漸移向左腿、腰左轉，雙掌捧出至左側邊後同時翻轉成右上左下。

5 吸氣，腰右轉變成右弓步，雙手也捧出至回正，然後左右手再上下對調，準備再左轉做動作。繼續重複上述動作 5 次。全部完成後，身體回正，以丹田呼吸調息，準備下一個功法的動作。

（詳細動作分解示範，可詳見本書第 117～119 頁）

→ 穴道指壓──魚際穴

【原理】魚際穴是手太陰肺經的滎穴，具有清熱瀉火、止咳平喘、宣肺解表的療效。對於因聲帶發炎而導致失聲者也有良好的調理功用。（「滎穴」位於手、足部的遠端，在經脈流注上因像剛流出泉源的細小水流而名之。人體的十二經脈各有一個滎穴。）

【正確的穴位】
手掌大拇指根部骨頭凹陷處。

【做法】

• 以大拇指指腹按壓穴位，食指挾住虎口，大拇指循順時針方向揉按，由輕到重，左右手各按壓 2 分鐘。

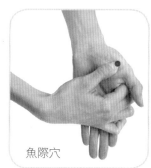

魚際穴

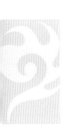

經痛的緩解

【緩解之法】　九轉蓮台心法 - 揉腹／指壓三陰交穴

不少女性朋友每個月總要承受經痛之苦，其主因是經血不順所致，要緩解此惱人的疼痛，可以練習九轉蓮台心法的「揉腹」，以及指壓三陰交穴。

→ 九轉蓮台心法 - 揉腹

【原理】以丹田呼吸配合深度的揉腹，能活絡腹部臟器的運轉，暢通腹部的氣血循環，並能強化體內代謝，對伴隨著經期而來的腹部疼痛有舒緩作用。

【做法】

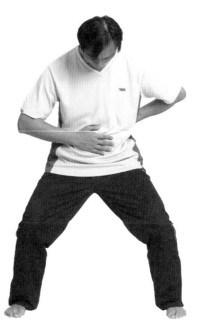

1 鬆靜站立，一手插腰，另一手搭在小腹。先用嘴巴吐氣，吐氣時身體前傾，把濁氣吐光後回正。

2 再用鼻子吸氣，吸氣時身體微蹲，收下巴，眼看肚臍。

3 閉氣，按在肚臍的手掌以順時針方向揉腹 7 下，揉完後，身體回正。

4 換手，一手插腰，另一手搭在小腹。繼續吐氣，吐氣時身體前傾，把濁氣吐光後回正。

5 吸氣，身體微蹲，將氣吸飽，充溢丹田。

6閉氣，按在肚臍的手掌以逆時針方向揉腹 7 下。揉完後，身體回正，做丹田呼吸。

（詳細動作分解示範，可詳見本書第 74 ～ 77 頁）

【注意】

● 動作時，手一定要感覺揉到腹部的肉才會有效果。持續揉腹 5 ～ 10 分鐘，即可舒緩疼痛。

● 揉腹完成後，記得要多喝溫開水，水的溫度要有點燙口。

● 經期前後忌喝冰的東西，而性寒的食物（如香蕉、螃蟹等）最好也暫時不要吃。

→ 穴道指壓——三陰交穴

【原理】三陰交穴位於足太陰脾經、足少陰腎經、足厥陰肝經交會之處，是人體穴道中的十總穴之一，其養生應用相當廣泛，可健脾益血、調肝補腎，亦有安神作用，可以幫助睡眠。此穴又有「婦科三陰交」之稱，顧名思義，可見其對於婦科疾症，舉凡經期不順、白帶、月經過多或過少、經前症候群、更年期症候群等皆頗有療效。

【正確的穴位】

腳內側，足踝尖上約 4 指寬、脛骨後緣靠近骨邊的凹陷處。

【做法】

● 以大拇指指腹垂直按壓穴位，會有脹痛感，持續數次按壓直至經痛有所改善。

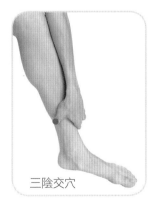

三陰交穴

抽筋的緩解

許多人都有睡夢中或運動、行走間突然抽筋的經驗，那種痛不僅會使人無法站立或行走，而且往往過了一段時間還無法恢復正常！此時可先安坐於地上，兩腳伸直，再操習金剛八法中金雞獨立與腎功排打的混合功法，有助於緩解抽筋疼痛。

→ 金剛八法 - 金雞獨立＋腎功排打的混合功法

【原理】通常抽筋以腳部的小腿抽筋或是腹部抽筋最為常見，這種毫無預警的抽筋之苦，主因於肝氣鬱結，致使氣血循環不良，進而造成抽筋，因此若能疏通肝氣，即有助於抽筋之緩解。

【做法】

1 先安坐於地上，雙腿伸直，腳板往上扣，雙手抓住雙腳的腳尖。

2 左手伸至右脅下，閉氣用掌打7下，完畢後，吐氣，雙手向左右伸直。

3 再換右手掌打左脅下，打7下。當左右邊重複做5次後，抽筋的疼痛即能得到緩解。

【注意】

● 排打時，需注意
自己的承受力，
不要使力太重，
且腳板一定要向
上扣！

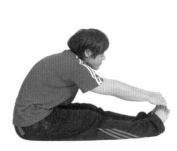
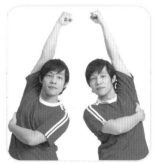

眼睛酸痛的緩解

【緩解之法】 內功養生功法 - 收功的按摩眼睛

熬夜、睡眠不足、長時間用眼閱讀幾乎是現代人生活的常態，如此的用眼過度，以致常感覺眼睛酸澀或酸痛。當靈魂之窗在抗議時，可以內功養生功法「收功」中的按摩眼睛來緩解當下的不適感。

→ 內功養生功法 - 收功「按摩眼睛」

【原理】運用搓掌的溫熱按摩眼睛四周，能有效舒緩眼睛的疲勞，尤其適用於K書族、電腦族、低頭族。

【做法】

1 將雙手手掌側邊搓熱。

2 雙眼閉合，以搓熱的掌側由內而外熨刷雙眼，做到掌側的溫度消退，再重複數次即可。

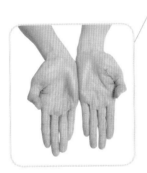

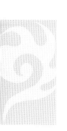

電腦手的緩解

【緩解之法】 挾肘旋腕式

現代生活已與 3C 資訊產品緊緊相扣，雙手長時間黏在電腦鍵盤、滑鼠上的結果，就是手腕肌腱惡狠狠地發炎，讓你叫苦連天。起身做做柔軟鬆筋骨功的「挾肘旋腕式」，活絡活絡緊繃已久的腕部肌腱吧！

→ 挾肘旋腕式

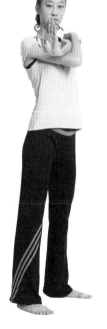

【原理】 腕為手筋的樞紐，且為手三陰、手三陽脈必經關卡，有「十指通心、心迫於腦」之說，因此活動手腕及手指，對長時間打電腦所致的肌腱炎有緩解之效。

【做法】

1 鬆靜站立或端坐在椅子上，將左手向前伸直，右手繞過左手手臂搭在左肩上，接著將左手掌以順時針方向向內轉 10 圈，再以逆時針方向向外轉 10 圈。

2 雙手放開，換成右手向前伸直，左手繞過右手手臂搭在右肩上，接著將右手掌以逆時針方向向內轉 10 圈，再以順時針方向外轉 10 圈後，雙手放開。

3 上述動作重複做數次，手腕、手指的疼痛即可獲得緩解。

【注意】

● 轉動手掌時，伸直的手掌不可彎曲，才能讓緊繃的手部肌肉與筋骨得到舒展。

肩頸僵痛的緩解

【緩解之法】 垂手轉肩式

低頭族的最大天敵，莫過於肩頸僵痛難忍，不論是為了工作、為了學業，還是為了透過手機、平板電腦即時打卡、按讚，或與朋友一同玩線上遊戲、交談，過度讓肩頸固定在同一姿勢下，想不僵硬疼痛幾乎是天方夜譚！做做垂手轉肩式吧，活動活動被你固定太久的肩和頸！

→ 垂手轉肩式：雙手一前一後旋轉

【原理】 伸展肩頸的筋骨與肌肉，讓長時間工作、K書之下過度緊繃的肩頸透過伸展，得到適度的按摩與舒緩。

【做法】

1 鬆靜站立或端坐於不會滑動的椅子上。上半身先側轉一邊，雙手一前一後呈180°直線伸直，雙眼向前直視，停留約5秒鐘。

2 接著雙手自然旋劃向上伸直並貼近耳朵，隨即將雙手旋劃向另一邊，一前一後呈180°直線伸直，上半身也隨著動作自然轉過來，雙眼向前直視，停留5秒鐘。

3 如此反覆將雙手一前一後旋轉，約做5次後，肩頸的僵痛即能有所改善。

【注意】

● 這個動作因旋轉幅度較大，不宜求快，應慢慢練習。

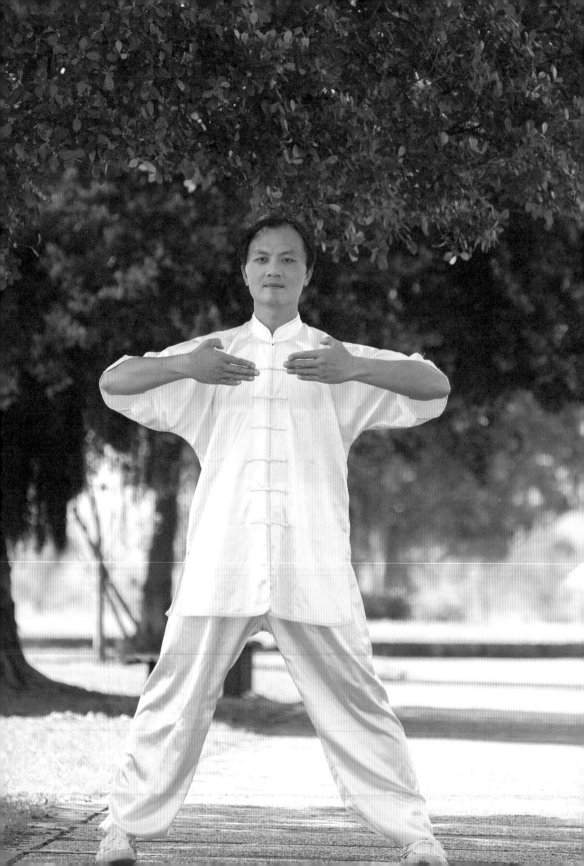

養護身心
第 5 堂課

練功的
基本態度與禁忌

習武練功，是為了強身、養生，是否達到練功的目的，找回被我們損毀的健康，往往與修練功夫基本態度有著密切的關係，若沒有正確的心態與信念，就算有名師指導，功虧一簣的仍大有人在。

此外，在習武練功時有一些必知的禁忌，也應謹記在心，並確實履行，才不會越練越適得其反，不得其門而入。

練功的基本態度之一：
練功要三心──信心、決心、恆心

有志竟成，為自古名訓，一曝十寒，百事莫成，若只有 5 分鐘熱度，就算有名師指點，也難成道。所以無論修丹成聖或療疾健身，首先要堅定「信心」、下定「決心」和不至聖境絕不中止的「恆心」。

當然練功者應有的「三心」並不是憑空而來，而是從著手行功時，步步實踐所得來的。一旦道緣所賜，為你啟動生命之鑰，功夫即源源而來。如果你沒有這三心，不珍惜它，得之又多日不練，四十九天之後自然消失，要再求老師下手指點就很難了，豈不可惜？

那麼究竟要練多久才有感覺？要練多久不會退功？要練多久不用老師督促，自己會持之以恆練習？──一般來說，基本築基 3 個月，身體素質才會打好基礎；自己會持之以恆練習要練 3 年。因為學習功夫是要學進身體的記憶，並不是用腦袋強記，所以要用心，而不是靠取巧，要讓它成為生活的一部分，至少需要 3 年的時間，這也正是各行各業名師所常說的：「以前當學徒要 3 年 6 個月才會出師！」先經過 6 個月打掃、端茶磨心性之後，才正式開始學技術，經過 3 年的磨練，技術已經生活化了，隨便一出手，自然就都是師級之作！

練功的基本態度之二：
練武之人避風如避箭

從小練功老師父曾諄諄教誨：「練武之人避風如避箭。」當時年輕不懂，認為老師父多慮（其實是覺得囉嗦），自己年輕力壯又不怕冷，才不會受寒呢！

但在幾次練完功後，既不做保暖措施，也不將汗擦乾，居然連夏天都會重感冒！這才深刻體會到，練完功後一定要擦乾汗水，而且絕不吹風，騎車時再熱都要穿上長袖衣服，才不會受寒。

近年來，功夫練得更深，身體也更敏感，只要練功後不立刻把汗水擦乾，鼻子馬上有鼻水，身體也會比較容易痠痛。而且，練完功之後一定喝溫開水，絕不喝冰水，這些練完功後的保暖與休養，我一定會特別注意，也開始學起老師父，對學生諄諄告誡，並以自己曾經受過的教訓為例，希望學生引以為戒，不要再步我的後塵。練功是為了養生強身，但若自身沒有做好保護措施，反而容易傷身。

練功的禁忌

● 第 1 忌 「著意分別」
指的是在練功中不可故意去追求某些「動觸」現象。例如：一旦丹田發熱，不可有意識的分別它——「這熱氣不很熱」或「熱得很」、「這熱氣在肚臍下一吋三，還是一吋二」、「這股熱氣沖到尾閭關，為什麼沖不上轆轤關」，或者「熱流上到玉枕關，為什遲遲不

過關」……等，都屬於著意分別，容易造成意識紊亂。

如果練功者憑著一知半解，用意去引領這股熱流，違反自然的規律，甚至會造成經絡紊亂，導致氣機發動，不能自制，氣竄全身，出現盤頭不下、搖頭聳肩、扭腰弓背、手舞腳踏、翻打跟頭……等偏差。

因此，練功不要一味追求氣感或氣動現象，以免影響功夫進度。要做到念定，方能氣定；脈定，再神定。唯有達到四定，才能六通，各種氣功的功能都是搖輕鍛鍊而成，並不是以意識追求出來的。

第 2 忌「雜念攀緣」

意指在坐功的時候，心念要集中，思想不應出小差。有些人練功雖然身體坐著，但心念卻在回憶過往、幻想未來，一個接連一個雜念不斷浮現，或者發現了丹田熱氣就一直惦念著──「某人對丹田是如何說法……？」，或是一味在意著「丹田已熱，應該通三關了……」等等，都屬於「雜念攀緣」。愈攀緣，則愈支離，愈支離，則神愈散，造成頭昏腦脹，氣聚「祖竅」（又名山根，即鼻梁根），氣不得歸元，不僅得不到神清氣爽的享受，反而弄得精神疲乏不堪。

第 3 忌「心隨外景」

所謂「外景」，意即在練功當中，「眼、耳、鼻、舌、身、意」的六根作用。例如：耳根聽小孩哭或人聲噪音等，不可煩躁；鼻子嗅著煙香或酒肉香，不可起欲食的念頭；身上哪裡癢或痠麻，不可去搔抓；舌尖上翹，津降丹田，不可隨時吞下；眼睛垂簾看見外面的事物，不可擔心在那事物上頭，或是閉著眼睛內視到某種「光色」，也不可擔心在那光色上去，尤其不可發歡喜追求的念頭。特別是當某些「動觸」景象出現時，更不可去理會、追求它……。一旦心念隨外景轉移，意識就不會高度集中，功夫也就等於白練了。

第 4 忌「入房施精」（女生亦然）

在練功的一定時期當中，尤其是因病練功的患者應當禁止性生

活，注意縱慾無度會傷精（女生傷血脈），精為氣之母（血為女氣之主），傷精則傷氣，有害身體，所以必須節制，方益於身體調和氣血，又可精（血）滿氣足、利於功夫的增進。

⊙ 第5忌「大溫大寒」

不論是在練功的場所，或是平時居家穿著，皆不可重裝厚褥，過於溫暖；也不可單著短褲，過於寒涼。因為「大溫消骨髓，大寒傷肌肉」，且會嚴重影響內氣運行。

⊙ 第6忌「五勞暗傷」

意即「久視傷血、久臥傷氣、久立傷骨、久行傷筋、久坐傷肉」，「五勞」在日常生活或療養練功中都該適當注意。

⊙ 第7忌「坐汗當風」

練功不可對著風。練完功後，身出微汗，也不可吹風，汗濕的衣服應及時更換。

⊙ 第8忌「緊衣束帶」

練功之先，需要寬衣解帶，不可把身體綁緊，否則會妨礙氣脈的流注貫通。

⊙ 第9忌「跋床懸腳」

練功時，應採用「平坐」姿勢，平常起居坐在椅凳，需要把腳踏實地踩在地面，不可懸空吊著，否則會發生腳痛、甩疼，導致「血痹」的病症。

⊙ 第10忌「久忍小便」

不論是練功時，或是平時生活起居，都不可久忍小便不解。所以練功前，應先解大、小便。

⊙ 第11忌「搔抓癢觸」

練功時氣脈流注，身上會有似小蟲在肌膚之間爬行的感覺，這種現象稱為「癢觸」，以頭頂下至額顱、面頰、兩鬢鼻旁、唇口一帶感

覺特別靈敏，此時絕不可用手搔抓，以免妨礙氣脈的周流與交合。

● 第12忌「卒呼驚悸」

練功時，不可因旁人無預警呼喚，而致自己突然吃驚。萬一遇上這類事故，應當鎮靜地從容應聲，不可懷恨、發怒，以免氣脈紊亂。

● 第13忌「對景歡喜」

練功時，發現「丹田發熱」、「逆行三關」等各種景象，不可認為這是「好現象」，一味歡喜，故意追求，情不自禁地加功呼吸，以致吐納失去了自然規律，造成偏差。尤其修練「清淨法門」的人容易發「對景歡喜」，雖然不會引發練「搬動法門」那種偏差的毛病，但高度集中的念頭因那些「景象」而分心，就會影響到練功。當念頭在集中與分散交替之際，原來念頭高度集中所顯現的那種景象，也如電光火石般眨眼消退，結果是空歡喜一場，還會產生「懊惱追悔」的念頭，引起煩躁不安的情緒而無法坐下去，自然功夫也不會進步。

● 第14忌「飢飽上坐」

飢餓或吃飽之時不宜練功，飯後應在 2 小時以後才可以開始練動功或靜功。

● 第15忌「天地巨變」

當氣候忽然變化，出現狂風、暴雨、迅雷、閃電、驟冷、炎熱等變化時，不可練功。道家把天地突然發生的不正常現象叫做「巨變」，「巨變」對人體有直接影響，一般人在這種情況下不宜練功，以免發生偏差。

● 第16忌「真言偶聽」

練功者不可好奇亂問、盲目亂試。每個人的臟腑虛實不同，所面臨的問題也各有差別，練功的方法必須切合自己的實際需要，不可亂問、亂試而造成偏差。此外。每當一種練功方法練到一定程度後，才可試著用另外一種方法來代替，否則容易偏差。

● 第17忌「昏沉欲睡」

在練功當中不能打瞌睡。姿勢傾斜，有這種現象是練功障礙，應該及時糾正，或者起來活動一下，不可勉強再做，更不能繼續昏沉。

● 第18忌「大怒入坐」或「過樂入坐」

大怒或大樂都會使氣脈紊亂，影響練功。練功時，應保持愉快的心情，愉快能使血脈暢通，有利精神放鬆、入靜。

● 第19忌「吐唾過度」

「唾液」是一種很好的津液，是「練津成精」的基本，應細嚼嚥下。當然，病人吐痰是另一回事。此外，服藥、打針、針灸、推拿等療法均是透過經絡內氣運行起作用，所以練功前後一小時內不得從事上述情事。

● 第20忌「生疑懈怠」

這是練功者最大的禁忌。有些人只具備5分鐘的熱忱，抱著「好奇心理」和「試試看的態度」入門，卻缺乏篤行（堅持練功）的決心。只有對練功堅信不疑，才能逐漸見到練功的效果。

梅花門

常常有人會問我：「陳老師您是練哪派的？」當我回答是「梅花門」，很多人又會直覺的問說：「那跟梅門有關係嗎？」

「梅花門」與「梅門」究竟有無關係？答案是——兩者完全沒有任何關係。

「梅花門」是流傳了三千多年的門派，而梅門是李鳳山老師在軍情系統跟許多老師學藝後，自成一格所創立的派別，又名「沒門沒派」，故曰「梅門」。

在大陸梅花門（拳）流傳於山東、山西、河南、河北，已被列為非物質文化遺產，30 多年來單單山東大學數學系燕子杰教授旗下的徒弟就有數萬人之多，而且在義、法等國家練梅花拳的人也相當多。

梅花門──俠義道

「梅花門」實為道家武班正統，在明末清初時，為匡復漢室，乃與北少林寺合議協力「反清復明」，沒想到卻被叛徒白眉老道出賣，並引清廷火燒少林寺，致其掌門師兄與少林方丈均遭毒手。倖存的少林高僧與梅花門人乃成立秘密組織，以「替天行道」為職志，門人除保家衛國、安內攘外，還處處發揚己身俠義胸懷，服務人群，濟弱鋤奸，故昔有「俠義道」之稱，或簡稱為「白道」。梅花門，取其五瓣梅花為五行，花蕊為陰陽，又因崇禎皇帝於煤山自縊，因「煤」易名「梅」而得名。

如今梅花門已傳至第十七代教字輩，由張先曜師父掌理，並負責發揚北少林梅花門白家支派的梅花拳，現有第十七代門人二千餘人、第

十八代門人一千餘人、第十九代門人三百餘人，個個胸懷磊落、奮發有為，皆成為社會中堅或國家棟樑。由於門人奉行門規——「少與人爭，不任意炫耀」，故鮮為社會大眾所熟知，後因參加教育部文化訪問團選拔，赴海外各僑居地宣慰僑胞，廣獲各地對梅花拳之好評，始得人們重新認識。

梅花拳需內外兼修

1988 年漢城（首爾）奧運，梅花拳第十四代掌門崔文勤老師爺設計了一套在梅花樁上面打拳的開幕表演，一時技驚四座，獲得極大的迴響。

已有千年以上歷史的梅花拳，是一套相當嚴謹的修練功法，由外而內，必須修練拳術、內功、道功、醫術……等等。在台灣雖然很少人知道梅花拳，僅在武術界才較有人清楚梅花門是練什麼的，但在大陸，梅花門與少林、武當、峨嵋齊列為四大門派。

學員分享

從一個「動靜皆不宜」的小鬼頭變成「動靜皆宜」的好青年，練功徹底改造了我！除了外在的改變，我的心性也變得專注，不再像以前一樣暴躁、好動，能夠靜得下來，也漸漸能不對一些小事情發脾氣。比起體能，我覺得這些心性的修養與改變才是最重要的。　　（學員　王辰維）

剛開始練梅花門的養生功法時，每個動作都只是「動一動」，但在陳老師的指導下，從原本的沒什麼感覺，漸漸對自己身體的反應越來越清楚，經年久坐辦公室累積的肩頸痠、緊、痛，也在歷經幾次氣衝不上、卡在頸部後，終於衝過難關。

陳老師對學生相當有耐心，且因人施教。他所傳授的梅花門養生功法並不困難，難在持之以恆。練功是一段很漫長的歷程，在身體狀況不斷改善的情況下，有老師在關鍵時刻給予點撥，會對自己健康的進展更有幫助。

（學員　張雅惠）

曾經膝蓋痼疾讓我走路寸步難行，自從練功以後，膝蓋已逐漸能完全彎曲，長期使用電腦所造成的肩部僵硬也獲得改善，並學會時刻提醒自己放鬆肩膀，即使我不時請假，練氣功的好處仍相當明顯，所以大家既然買了書，就歡喜地持續練習，準備跟自己的氣初邂逅近吧！

（學員　李婉麗）

說起我為何要習武？其實很簡單。我在很小的時候就對武術很有興趣，但卻始終不得其門而入。雖然我到25歲才開始習武，但是柔軟度比起我17、18歲時還更好，直到此刻我仍感覺自己的潛能還沒到盡頭，梅花門內功可說是我練武時的最佳輔助工具！

（學員　吳佳穎）

我是在筆記型電腦製造廠從事產品經理的工作，原本我因工作過度勞累，火氣過旺，臉上長了許多青春痘，經過內功調理後，青春痘自然消失，有一回聚餐，同事們忍不住問我到底是用何種保養品，怎麼青春痘都不見了，而且皮膚變得那麼好？我得意的說是氣功和內功讓我變成這樣的。同事們聽了一臉驚訝：妳是練那種老人家練的東西呀？呵呵～～老人家又怎樣，老東西才是寶呀！

（學員　周秀美）

當了 15 年的藥罐子，再看看現在總是充滿行動力的我，這其中轉變之大，到現在自己與身邊親友仍覺得不可思議。在因緣際會下認識陳國璋師父，拜進梅花門之後，從一路架開始自我調養身體，到後來逐漸能負荷其他更全面的拳術，再到現在小有所成，除了外觀上的諸多改善，也在練習過程中健全了心態的發展，如今看來一樣受用無窮，希望您也能自此得到不同的生命際遇。

（學員　葉郁甫）

　　在家從事檳榔販售工作的我，長時間久坐讓我覺得很累，經常腰痠背痛，但自從報名氣功課程，學習以獨特的梅花門內功來調理五臟六腑，練習一段時間之後，原本痠痛的毛病都消失了！雖然我的體重沒有減輕，卻感覺身子骨輕盈許多，衣褲也都變鬆了！真心感謝陳老師的教導，帶著我練到這麼棒的功夫。

（學員　劉春香）

　　我是一位國小老師，原本我的兒子有過動傾向、女兒有青蛙腿，而在學習練功之後，上述問題已大為改善，後來我自己也跟著下來練習。一開始上完課，隔天馬上全身筋骨痠痛，但堅持練習一段時間，居然變成練完功後身體有股說不出來的舒暢感。後來我接觸到內功，很神奇的是竟然讓我有回春的感覺！練功帶給我的好處是，讓我擁有足夠的體力與健康去做更多想做的事情，而且我的小孩在健康方面有很大的改善，參加各項武術比賽也榮獲許多獎項，這些都是意外的收穫！（學員　蔡淑宜）

　　過去在房地產公司服務，沉重的工作壓力讓我身心俱疲，健康亮起紅燈。自從跟陳老師學習氣功與內功後，健康方面的問題已大有改善，整個人感覺也跟以前完全不一樣。我現年 35 歲，正在準備國家考試，走進補習班認識新同學，發現同年紀的同學看起來好像都比我年長，而且身邊的同學們都不相信我已經是而立之年，甚至還有同學以為我是剛

退伍的大學生！所以，現在的我雖然念書擺第一，但不論多累多忙，每週還是固定練功兩天，持續保持青春與活力。

（學員　盧誠易）

2010 年重病一場後，才真的知道生命的可貴。之後有親友介紹我練氣功養生，我透過書籍和網路搜尋，得知湛若水先生所寫的《氣的原理》一書十分暢銷，從中了解學氣功首重師承和心法，而梅花門內功有助於癌症、免疫力和慢性病的調養，因此我選擇了陳國璋老師的華揚武術養生學苑，就這樣開啟了我的氣功入門。

（學員　胡宏道）

原本是想學一些剛猛的武功才會接觸中國武術，後來卻發現氣功和內功這些老祖宗的智慧對我的幫助更大！尤其是天氣炎熱時，練內功能將累積在體內的濁氣、熱氣排出，晚上就算不開冷氣也能安然入眠。有時候晚上熬夜念書，隔天早上精神不佳，我也會在上學時練練功，讓氣充滿丹田，整個上午就精神飽滿，比喝咖啡的效果還要好。

（學員　黃柏文）

練功至今已經兩年多了，我深刻體驗到梅花門內功雖然只由簡單幾個動作組成，效果卻十分顯著，練完一趟的流汗量可比跑 5000 公尺，練功數週會明顯感覺到氣色變好，肌膚也變得光滑。加上練習丹田呼吸的成果，肺活量比以前大上許多，爬山時已不再氣喘吁吁。整套功法練習下來約 30 分鐘至 1 小時，最適合上班族天天練習，做為畢生的保健功法。

（學員　顏聖賢）

【後記】

感恩的心

　　我能出來開設武館14年，並且可以把多年教學心得集結成書，要感謝的人實在太多了，除了家人的支持外，更要感謝以下諸位師長、長官與先進：

　　我在海專的學長，教我第一拳及地躺拳的啟蒙師江國宗；內功的啟蒙師葉國棟師父；影響我最深的客師六合門傅松南師爺；幫我脫胎換骨、讓我以武入道的指引者張武臣師爺；以及督促我練功、大幅提升我內在功法的最大助力──蔡增賞師兄。對我來說，蔡增賞師兄可說是亦兄亦師，若沒有他在我內在功法提升上提供完整的練習，當時已年過三十五的我，很難在那個年紀再次超越自己。

　　在我人生最低潮的時期，鼓勵我毅然轉業的饒世偉先生，他是我工作於詮鼎科技的老闆，雖然他完全不懂武術養生這塊市場，卻仍出錢出力幫我打下這一片小小的江山，這份恩情我永誌難忘。還有前詮鼎科技的營運長蔡任意先生，這位慈祥的長者在我武館尚在建置階段，沒有任何收入的情況下，請我去他自己所開設的霆達科技上班，而武館正式開幕時更是第一個送禮祝賀的來賓。

　　還要感謝我的至親阿姨郭桂女士、謝爾達師弟、梅花道德學術院文教基金會的董事們、《圖解氣的原理》作者湛若水先生、台北市南湖國小的馮清皇校長、蕭福生校長、鄭盛元主任、陳錫安主任、溫柏安主任、林楓老師、李思儀老師、萬華容老師、城邦文化張雅惠小姐等人的支持與提攜，以及商周出版彭之琬小姐、林淑華小姐和本書協力編輯廖雁昭小姐的全力配合及指導，我才能有今日小小的成就以及本書的問世。

　　謹以此書獻給我上述所提到的人，與周遭所有支持我的徒弟、學生、朋友，並致上我最真摯的感謝！

國家圖書館出版品預行編目資料

在家練氣功：中華武術四大派梅花門流傳千年的居
家養生法 / 陳國璋著. -- 初版. -- 臺北市：商
周出版：家庭傳媒城邦分公司發行, 2013. 03
　　面；　公分. -- (商周養生館；39)
　ISBN 978-986-272-334-0 (平裝)

1.氣功 2.養生

413.94　　　　　　　　　　　　102003092

商周養生館 39X

在家練氣功【暢銷改版】

中華武術四大派梅花門流傳千年的居家養生法

作　　　　者／陳國璋
企 劃 選 書／彭之琬
責 任 編 輯／林淑華
編 輯 協 力／廖雁昭

版　　　　權／吳亭儀、林易萱、江欣瑜
行 銷 業 務／周佑潔、黃崇華、賴玉嵐、賴正祐
總 　 編 　 輯／黃靖卉
總 　 經 　 理／彭之琬
事業群總經理／黃淑貞
發 　 行 　 人／何飛鵬
法 律 顧 問／元禾法律事務所王子文律師
出　　　　版／商周出版
　　　　　　　台北市104民生東路二段141號9樓
　　　　　　　電話：(02) 25007008　傳真：(02)25007759
　　　　　　　E-mail：bwp.service@cite.com.tw
發　　　　行／英屬蓋曼群島商家庭傳媒股份有限公司城邦分公司
　　　　　　　台北市中山區民生東路二段141號2樓
　　　　　　　書虫客服服務專線：02-25007718；25007719
　　　　　　　服務時間：週一至週五上午09:30-12:00；下午13:30-17:00
　　　　　　　24小時傳真專線：02-25001990；25001991
　　　　　　　劃撥帳號：19863813；戶名：書虫股份有限公司
　　　　　　　讀者服務信箱：service@readingclub.com.tw
　　　　　　　城邦讀書花園 www.cite.com.tw
香 港 發 行 所／城邦（香港）出版集團
　　　　　　　香港灣仔駱克道193號東超商業中心1樓_ E-mail：hkcite@biznetvigator.com
　　　　　　　電話：(852) 25086231　傳真：(852) 25789337
馬 新 發 行 所／城邦（馬新）出版集團【Cite (M) Sdn Bhd】
　　　　　　　41, Jalan Radin Anum, Bandar Baru Sri Petaling, 57000 Kuala Lumpur, Malaysia.
　　　　　　　電話：(603) 90578822　傳真：(603) 90576622

封 面 設 計／李東記
版 面 構 成／林曉涵
攝　　　　影／鍾君賢
內 頁 插 畫／陶一山、林翠之
印　　　　刷／前進彩藝有限公司
經 　 銷 　 商／聯合發行股份有限公司　新店市231新店區寶橋路235巷6弄6號2樓
　　　　　　　電話：(02)29178022　傳真：(02)29110053

■2013年3月7日初版　　　　　　　　　　　　Printed in Taiwan
■2022年10月21日二版1.9刷
定價340元

城邦讀書花園
www.cite.com.tw

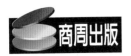

廣　告　回　函
北區郵政管理登記證
北臺字第000791號
郵資已付，免貼郵票

104　台北市民生東路二段141號2樓

英屬蓋曼群島商家庭傳媒股份有限公司城邦分公司　收

- -

請沿虛線對摺，謝謝！

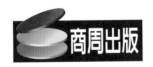

書號：BUD039X	書名：在家練氣功【暢銷改版】	編碼：

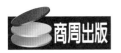 商周出版

讀者回函卡

感謝您購買我們出版的書籍！請費心填寫此回函卡，我們將不定期寄上城邦集團最新的出版訊息。

不定期好禮相贈！
立即加入：商周出
Facebook 粉絲團

姓名：＿＿＿＿＿＿＿＿＿＿＿＿＿＿＿＿＿＿ 性別：□男　□女

生日：西元＿＿＿＿＿＿年＿＿＿＿月＿＿＿＿日

地址：＿＿＿＿＿＿＿＿＿＿＿＿＿＿＿＿＿＿＿＿＿

聯絡電話：＿＿＿＿＿＿＿＿＿ 傳真：＿＿＿＿＿＿＿

E-mail：

學歷：□ 1. 小學 □ 2. 國中 □ 3. 高中 □ 4. 大學 □ 5. 研究所以上

職業：□ 1. 學生 □ 2. 軍公教 □ 3. 服務 □ 4. 金融 □ 5. 製造 □ 6. 資訊

　　　□ 7. 傳播 □ 8. 自由業 □ 9. 農漁牧 □ 10. 家管 □ 11. 退休

　　　□ 12. 其他＿＿＿＿＿＿＿＿＿＿

您從何種方式得知本書消息？

　　　□ 1. 書店 □ 2. 網路 □ 3. 報紙 □ 4. 雜誌 □ 5. 廣播 □ 6. 電視

　　　□ 7. 親友推薦 □ 8. 其他＿＿＿＿＿＿＿

您通常以何種方式購書？

　　　□ 1. 書店 □ 2. 網路 □ 3. 傳真訂購 □ 4. 郵局劃撥 □ 5. 其他＿＿＿

您喜歡閱讀那些類別的書籍？

　　　□ 1. 財經商業 □ 2. 自然科學 □ 3. 歷史 □ 4. 法律 □ 5. 文學

　　　□ 6. 休閒旅遊 □ 7. 小說 □ 8. 人物傳記 □ 9. 生活、勵志 □ 10. 其他

對我們的建議：＿＿＿＿＿＿＿＿＿＿＿＿＿＿＿＿

＿＿＿＿＿＿＿＿＿＿＿＿＿＿＿＿＿＿＿＿＿＿＿

＿＿＿＿＿＿＿＿＿＿＿＿＿＿＿＿＿＿＿＿＿＿＿